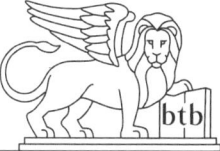

Aus Freude am Lesen

»Meine Mutter ist bei meiner Geburt ohnmächtig geworden, entsprechend ausgeprägt war schon immer mein schlechtes Gewissen.« Wer so auf die Welt kommt, hat schlechte Karten. Einsam wie ein Samurai-Krieger und tapfer wie Don Quijote erkundet Jochen Schmidt Möglichkeiten, trotz Neurosen und ignoranter Mitmenschen doch noch glücklich zu werden. Auf dieser Suche erweist sich so manche Schwäche und vermeintlich nutzlose Angewohnheit als wichtige Körperfunktion, ja als geradezu überlebensnotwendig: wenn aus dem Selbstmord im letzten Moment nichts wird, weil man daran denkt, daß es nicht schön wäre, in einer vermüllten Wohnung gefunden zu werden; oder wenn man hässliche Passanten aufgrund einer Sehschwäche dankenswerterweise nicht mehr sehen muss.

Jochen Schmidt, 1970 in Berlin geboren, studierte dort Informatik, Germanistik und Romanistik. Er liest jede Woche in der »Chaussee der Enthusiasten« in Berlin (www.enthusiasten.de), daneben arbeitet er als Übersetzer aus dem Französischen. 1999 war er Preisträger beim Open-Mike-Wettbewerb der LiteraturWERKstatt Pankow, 2004 erhielt er den Kasseler Förderpreis Komische Literatur.

Jochen Schmidt bei btb
Schmidt liest Proust. Quadratur der Krise (74073)
Weltall. Erde. Mensch. (74440)

Jochen Schmidt

Meine wichtigsten
Körperfunktionen

btb

»Im Zustand der Krankheit merken wir, daß wir nicht allein existieren, sondern an ein Wesen ganz anderer Ordnung gefesselt sind, von dem uns Abgründe trennen, das uns nicht kennt und dem wir uns unmöglich verständlich machen können: unseren Körper.«

Marcel Proust »Auf der Suche nach der verlorenen Zeit«

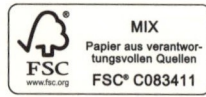

Verlagsgruppe Random House FSC® N001967
Das für dieses Buch verwendete FSC®-zertifizierte
Papier *Lux Cream* liefert Stora Enso, Finnland.

1. Auflage
Genehmigte Taschenbuchausgabe Juni 2014,
btb Verlag in der Verlagsgruppe Random House GmbH, München
Copyright © der Originalausgabe 2007 by C. H. Beck Verlag oHG, München
Umschlaggestaltung: semper smile, München
Umschlagmotiv: © plainpicture / Kniel Synnatzschke
Druck und Einband: CPI – Clausen & Bosse, Leck
UB · Herstellung: sc
Printed in Germany
ISBN 978-3-442-74546-3

www.btb-verlag.de
www.facebook.com/btbverlag
Besuchen Sie auch unseren LiteraturBlog www.transatlantik.de

INHALTSVERZEICHNIS

Vorwort · · · · · · · · · · · · · · · · 6
Der lange Weg zur Tür · 7
Meine Einsamkeit · 13
Meine Hilfsbereitschaft · 17
Meine Ängstlichkeit · 22
Meine Anspruchslosigkeit · 25
Mein Geiz · 28
Meine Unattraktivität · 34
Meine Prüfungsangst · 38
Meine Vorbildlichkeit · 45
Meine Ungeduld · 48
Meine Höflichkeit · 54
Mein Immunsystem · 58
Meine Grübelei · 62
Meine Partyaphasie · 67
Mein schlechtes Gewissen · 73
Meine Kurzsichtigkeit · 77
Meine Unordentlichkeit · 81
Meine Egozentrik · 84
Meine Unselbständigkeit · 89
Mein Typ – Eine Hitparade · 92
Meine Empfindsamkeit · 97
Meine Unflexibilität · 101
Mein Geburtstag · 104
Meine Selbstdisziplin · 110
Meine Inkompetenz · 113
Meine Optionsparalyse · 116
Meine Todessehnsucht · 120
Meine Vergeßlichkeit · 125
Mein Gebärneid · 129
Mein Aufschreibesystem · 132
Meine Vielschichtigkeit · 139
Jochen, allein zu Haus · 142

VORWORT

Ein Leben ohne meinen Körper könnte ich mir nur noch schwer vorstellen. Alles, was ich über die Welt weiß, verdanke ich ihm. Zwar sind die meisten seiner Eigenschaften lästig, aber ich möchte sie nicht missen, weil sie für Abwechslung sorgen und womöglich das einzige sind, was an mir originell sein könnte. Ich hoffe, ich habe ein Buch geschrieben, mit dem sich niemand identifizieren kann, denn ich wünsche mir, daß es meine Leser einmal besser haben als ich.

DER LANGE WEG ZUR TÜR

Eines Tages wollte ich losgehen. Ich suchte meinen Kalender und mein Adreßbuch und steckte sie in die Hosentasche hinten links. Nach vorne links kam das Notizbuch mit Stift. Am Gürtel befestigte ich den Fotoapparat mit der teuren Ersatzbatterie. In die Tasche vorne rechts kam das Handy und ein frisches Taschentuch. Außerdem steckte ich die Fahrradlampen und eine Mütze ein, falls es abends kalt werden sollte, und ein interessantes Buch für Wartezeiten. Ich hielt die Hand aus dem Fenster, um die Temperatur zu schätzen und mich für eine Jacke zu entscheiden, die es mir ermöglichen würde, die Differenz zwischen Körper- und Lufttemperatur auszugleichen. Die ideale Jacke war immer die Jacke, die man gar nicht bemerkte, deshalb besaß ich für jedes Temperaturintervall von 5 Grad eine passende Jacke, von minus 15 bis plus 30 Grad.

Als letztes steckte ich mein Portemonnaie ein, brach eine neue Packung Fisherman's Friend an und suchte auf meinem Miniradio nach einem interessanten Sender. Das dauerte einen Moment, weil ich mich nicht gleich zwischen Wort- und Musiksendungen entscheiden konnte. Im letzten Moment fiel mir die Fahrradpumpe ein, falls mir jemand die Luft rausgelassen haben sollte. Ich nahm die Mülltüte mit und einen Packen Altpapier. Ich schloß die Tür aber wieder, um schnell noch einmal aufs Klo zu gehen. Dann wusch ich mir die Hände und cremte mir das schon wieder ganz ausgetrocknete Gesicht mit Niveacreme ein. Ich sah in den Spiegel, ob ich so rausgehen konnte, aber es half ja nichts. Inzwischen hatte der Himmel sich bedeckt, und ich steckte

einen Schirm ein. Dann fiel mir ein, daß ich ja Fahrrad fahren wollte, und ich legte den Schirm wieder weg. Irgendwie kam ich mir ganz ausgestopft vor, und ich entschied mich doch für eine Umhängetasche, in die Notizbuch, Adreßbuch, Luftpumpe, Kalender, das interessante Buch, Fisherman's Friends, die Fahrradlampen und der Fotoapparat paßten. Ich wechselte noch einmal die Schuhe, weil ich keine nassen Füße kriegen wollte. Dabei riß mir der Schnürsenkel, und ich reparierte ihn mit einem Doppelknoten, weil ich jetzt keine Zeit hatte, ihn auszutauschen. Als ich gerade gehen wollte, bekam ich plötzlich Lust, einen kurzen Blick auf einen unfertigen Text zu werfen, der auf dem Schreibtisch lag, und ich hatte für einen Moment das Gefühl, ihn ausgerechnet jetzt beenden zu können. Ich betrachtete meine Bücherwand, all die Schätze, die ich da angehäuft hatte, nie war die Lust, etwas zu lesen so groß, wie wenn ich losmußte. Ich tauschte das interessante Buch gegen ein noch interessanteres aus, dann steckte ich aber beide ein, weil ich auch für meine Konzentrationsintervalle immer verschiedene Lektüren brauche. Etwas Gedankenstarkes für helle Momente und etwas eher Geradliniges, Amerikanisches, wenn mit Ablenkungen zu rechnen war. Und für den Notfall, wenn ich mich auf gar nichts mehr konzentrieren kann, verschiedene Zeitungen, wieder nach Schwierigkeitsgrad abgestuft. Wenn man wirklich nichts mehr lesen konnte, weil einem jede Energie fehlte, ging immer noch ein Comic oder der «Spiegel».
Ich steckte meinen unfertigen Text ein, für unterwegs. Dabei fiel mir plötzlich auf, was für einen schönen Blick ich aus

meinem Fenster hatte. Diese üppigen, grünen Baumwipfel, der weite Himmel. Ein vorbeirollendes Fahrzeug machte ein freundlich rumpelndes Geräusch. Die Nachbarn waren nicht zu Hause. Es war jetzt ganz still bei mir, und mir wurde bewußt, daß sich so meine Wohnung anhörte, wenn ich nicht da war. Diese Idylle, wie undankbar ich doch immer war. Aber jetzt mußte ich los, nachher könnte ich die Idylle immer noch genießen, das Leben war ja noch lang. Ich schrieb hastig ein paar Gedanken über die Idylle in meiner Wohnung auf einen Zettel, das meiste strich ich durch und schrieb es noch einmal deutlicher, weil ich die Erfahrung gemacht hatte, meine Zettel später nicht mehr entziffern zu können. Ich legte den Zettel auf den Schreibtisch als Anregung, und tat bei der Gelegenheit die Stifte, die dort kreuz und quer herumlagen, zurück in das Stiftglas. Immer rupfte ich alle Stifte raus, und trotzdem hatte ich nie einen, wenn ich einen brauchte und mußte aufstehen, und dann war der Schwung weg. Ich ordnete mit schneller Hand die Stapel links und rechts der Computertastatur und richtete sie rechtwinklig aus, dann legte ich sie einfach übereinander, aber etwas verkantet, um sie auseinanderhalten zu können, falls ich mich später doch entscheiden sollte, sie wieder zu trennen. Nebenbei fegte ich ein paar Brotkrümel und eine kaputte Büroklammer von der Schreibtischplatte. Wenn ich jetzt aufräumte, würde ich mich beim Nachhausekommen viel wohler fühlen, man darf sich nicht gehenlassen. Ich drehte das unausgefüllte Formular der Steuererklärung um, weil mir die Erinnerung an solche Pflichten immer die Poesie des Daseins zerstört. Aber ich mußte es ausfüllen,

es half ja nichts, also legte ich es auf einen Extrastapel für Sachen, die unvermeidlich sind, die aber nichts mit meiner eigentlichen Berufung zu tun haben. Ich steckte noch ein drittes Buch ein, das gestern mit der Post gekommen war, manchmal bestellte ich ja Bücher und vergaß dabei, daß der Genuß des Kaufens nur die eine Seite der Medaille war, man mußte sie auch lesen, aber wann? Ich steckte auch noch einen halbfertigen Artikel für die Zeitung ein und einen Ersatzbleistift und zur Sicherheit meinen kleinen Reisebleistiftanspitzer. Fast hätte ich den Prittstift vergessen.
Ich guckte noch einmal auf dem Stadtplan nach, wo ich eigentlich hinwollte und versuchte, den kürzesten Weg herauszufinden und mir die Straßennamen und Abzweigungen zu merken. Ich sah auf die Uhr, die Zeit war knapp. Aber ich war auch schon wieder so müde, wenn man sich noch einmal kurz hinlegen könnte, nur eine Viertelstunde! Aber dann müßte ich die Schuhe wieder ausziehen und noch einmal von vorne anfangen mit dem Losgehen. Außerdem brauchte ich nach dem Schlafen einen Kaffee und eigentlich ging ich doch gerade Kaffee trinken, dann müßte ich ja gar nicht erst losgehen, wenn ich den Kaffee zu Hause trank. Aber der Müll mußte aus dem Haus, obwohl er auch noch nicht so schlimm überfällig war. Wenn ich eine zweite Mülltüte anfinge, würde sich das Wegbringen später richtig lohnen. Ich sah noch mal in den Spiegel und versuchte, mit Wasser meine Haare zu glätten, die an der einen Stelle immer abstehen. Ich sammelte alle alten Taschentücher, Bonbonpapiere und hart gewordenen Kaugummis aus meinen Jacken- und Hosentaschen. Dabei entdeckte

ich einen Brief an die Hausverwaltung, den ich seit Tagen mit mir rumtrug und immer einzuwerfen vergaß. Ich tat ihn in die linke vordere Hosentasche, dann würde ich daran denken, wenn ich die Hände in die Hosentaschen steckte. Ich sortierte alles Kleingeld aus den Hosentaschen ins Portemonnaie. Ich nahm die Bahncard und die Geldkarte aus dem Portemonnaie, sollte ich es verlieren, wäre es besser, die nicht dabeizuhaben. Ich fand eine McDonald's-Rechnung aus Sofia, vom Sommer 2002. Aber die konnte ich jetzt nicht wegwerfen, da hingen zu viele Erinnerungen dran. Aber daß ich die seitdem im Portemonnaie hatte, war schon erstaunlich. Deshalb war das so dick und beulte die Hosentasche immer aus, und alle dachten, ich hätte viel Geld, dabei waren es nur alte Rechnungen.

Jetzt war es aber Zeit loszugehen, in fünf Minuten sollte ich eigentlich schon da sein, vielleicht wäre es besser anzurufen, daß ich zu spät kam. Warum war ich nicht einfach rechtzeitig losgegangen, dann müßte ich jetzt nicht so hetzen, davon wurde man doch krank. Und wenn ich mit dem Fahrrad zu schnell fuhr, würde ich ganz naßgeschwitzt ankommen, und das war mir immer so unangenehm. Außerdem nieselte es inzwischen. Also besser, ich packte die Fahrradpumpe und die Fahrradlampen wieder aus und nahm die Straßenbahn. Da könnte ich auch in Ruhe lesen. Apropos, so lange, wie ich jetzt getrödelt hatte, waren vielleicht schon wieder E-Mails gekommen. Aber die konnte ich auch noch für nachher lassen, dann hatte ich etwas, worauf ich mich freuen konnte, wenn ich nach Hause kam. Aber die Kinoseiten aus der Zeitung mußte ich rausreißen, wenn ich schon mal draußen war, konnte ich auch irgendwo hingehen. Aber die dürfte ich nicht verlieren, weil auf der Rückseite das Fernsehprogramm von morgen stand. Was kam heute eigentlich, das hatte ich doch noch einprogrammieren wollen. Aber dafür war es jetzt zu spät. Aber ein Wörterbuch könnte ich noch einstecken, um unterwegs eine Fremdsprache zu lernen.

MEINE EINSAMKEIT

An manchen Tagen vermisse ich den Verwirrten, der sich nie wäscht und selbst im Winter ohne Hosen die Schönhauser Allee auf- und abgeht und vor jedem, dem er begegnet, stehenbleibt, um ihn anzubetteln, weil außer ihm niemand meine Nähe sucht.

Ich weiß nicht, ob es überhaupt jemandem auffallen würde, wenn ich nicht mehr da wäre. Ich habe schon einmal in der ganzen Gegend Fotos von mir aufgehängt, unter denen meine Telefonnummer stand und die Frage: «HABEN SIE DIESEN MANN GESEHEN?»

Natürlich wartete ich vergeblich auf einen Anruf.

Auf der Straße werde ich ständig angerempelt, weil mich alle übersehen. In Restaurants sieht man mich verzweifelt nach dem Kellner winken, bis sie schließen und die Putzfrau meinen Stuhl hochstellt. Manchmal gehe ich deshalb gleich in die Küche und koche mir mein Essen selbst, das Geld hinterlege ich an der Kasse.

Ich sollte mir wohl ein Haustier anschaffen, eins, das nicht zu stolz ist, mir seine Liebe zu zeigen. Es muß mich nicht wie ein Hund anspringen vor Freude, es würde mir schon reichen, zu wissen, daß es leidet, wenn ich einmal nicht mehr bin. Dann wüßte ich, daß ich jemandem etwas bedeute. Andererseits ist der Gedanke, daß das einzige Wesen, das zu mir steht, meinetwegen leidet, auch nicht schön. Also vielleicht doch eher ein Bandwurm, der sich nach meinem Tod noch eine Weile von mir ernähren kann. Dann weiß ich, daß für meinen kleinen Freund gesorgt ist.

Ich weiß nicht, warum ich mich so schwer tue, Anschluß zu

finden, eigentlich bin ich nämlich sehr anhänglich. Es tut mir immer leid, mich nach einer Führung durch ein Museum wieder von der Gruppe zu trennen, wo wir uns doch gerade erst kennengelernt haben. Manchmal folge ich dem Führer bis zu ihm nach Hause. Die letzten Meter rennt er, um mich abzuschütteln.

«Sie können da nicht rein.»

«Ich dachte, wir wären Freunde.»

«Ich suche mir meine Freunde aber lieber selber aus.»

«Heißt das, Sie wollen nichts mehr mit mir zu tun haben?»

Die Antwort ergibt sich für mich aus der Art, wie er die Tür schließt.

Es ist besser so, er hätte mich früher oder später enttäuscht, genau wie alle anderen.

Wenn ich menschliche Wärme suche, muß ich in den Streichelzoo gehen, mich heimlich zu den kleinen Schafen stellen und auf eine Kindergruppe warten. Die Kinder freuen sich über die Schafe und streicheln sie liebevoll. Nur mich lassen sie aus.

«Und was ist mit mir?» frage ich.

Die Kinder weichen instinktiv zurück.

«Kommen Sie da raus!» sagt der Tierpfleger.

«Wieso? Ich habe ein Recht, hier zu stehen. Der Mensch stammt vom Tier ab.»

«Aber wir haben nur niedliche Tiere.»

«Ich bin doch niedlich.»

«Sind Sie nicht.»

Zum Beweis zerrt er ein Kind zu mir herüber. Das Kind schreit und tobt, es will mich partout nicht berühren. Ich bin so gekränkt, daß ich freiwillig gehe. Die Schafe weinen mir keine Träne nach.

Wo sonst kann ich menschliche Wärme finden? Ich habe es schon am Flughafen versucht, wo man mit Emotionen nicht spart. Ich gehe oft dorthin, wenn mir nach süßem Schmerz oder überströmender Freude ist. Am Abreiseschalter beobachte ich Paare, die sich für längere Zeit trennen. Ihre Tränen fließen, sie wirken wie aus der Welt gefallen. Mit gebeugtem Haupt entfernt sich der Mann und dreht sich noch einmal nach seiner Frau um, die ihm einen Kuß zuwirft. Für einen Moment kann ich mich der Illusion hingeben, ihr Blick hätte mich gesucht und werfe mich wie ein Bodyguard zwischen die beiden, um den Kuß abzufangen. Aber die Frau ruft den Wachschutz, und man zerrt mich fort.

An anderen Tagen gehe ich zum Ankunftsschalter und beobachte Paare, die lange Zeit getrennt waren. Der Mann hält eine Rose in der Hand, die Frau fällt ihm vor Glück weinend in die Arme. Manchmal kann ich mich nicht beherrschen, dann stelle ich mich zu ihnen und umarme sie von hinten. Sie schrecken dann immer zurück, als hätte sie ein nasser Frosch angesprungen, das ist sehr verletzend.

Es hilft nichts, ich habe den Anschluß verpaßt. Die Menschen haben sich schon untereinander aufgeteilt. Also bleibt mir nur die Kirche. Jesus macht keinen Unterschied zwischen niedlich und häßlich, beliebt und unbeliebt, arm und reich. Ich knie vor seinem Kreuz nieder und bete: «Herr, du bist für mich gestorben.»

Jesus schweigt. Aber ich weiß, daß er mich liebt.

«Ich danke dir für deine Liebe.»

Von oben höre ich Geräusche. Am Kruzifix tut sich etwas. Jesus zerrt an seinen Nägeln. Er windet sich in panischer Angst und schreit: «Hilfe! Hilfe! Hört mich denn keiner? Holt mich hier raus!»
«Herr!» rufe ich. «Herr!!»
«Weg!» schreit Jesus. Er hat es geschafft, sich loszureißen und rennt an mir vorbei. Eine Hand hängt noch am Kreuz, das er hinter sich herschleift.
«Ein Irrer!» ruft er draußen, nackt wie er ist und mit einer Dornenkrone auf dem Kopf.
«Wo?» fragen die Leute beunruhigt.
«In der Kirche! Mich kriegt ihr da nicht mehr rein!»
Bürgerwehr umstellt das Gebäude und riegelt die Straßen ab. Über Megaphon wird die Bevölkerung vor mir gewarnt. Experten erwägen die Sprengung des Gebäudes.
Allein in der Kirche, verfemt unter den Menschen, verlassen von meinem Heiland, weiß ich, was ich zu tun habe, was im Grunde mein ganzes Leben lang schon von mir erwartet wurde. Ich tauche meine Hände ins Taufbecken und trenne mir mit dem Dorn eines der Kerzenständer vom Altar die Pulsadern auf. Mein Blut vermischt sich mit dem geweihten Wasser. Es ist besser so. Ich war allein auf der Welt, ein Irrtum der Schöpfung, der endlich korrigiert wurde, wenigstens dabei konnte ich mich nützlich machen.
Die Welt atmet auf.

MEINE HILFSBEREITSCHAFT

Wenn sich auch sonst kaum noch jemand bei mir meldete, in den Ferien erinnerten sich meine Bekannten plötzlich wieder meiner. Es hatte sich herumgesprochen, daß ich mich nie entscheiden konnte, wohin ich in den Urlaub fahren sollte, und daß ich deshalb die meiste Zeit zu Hause blieb, ich stand also für bestimmte Aufgaben zur Verfügung. Zuerst gab mir mein Bruder seinen Schlüssel, er fuhr vier Wochen nach Brasilien, und ich sollte seine Pflanzen gießen, die Ziertomaten auf dem Balkon bräuchten alle drei Tage Wasser. Damit, daß ich zum Dank dafür ja bei ihm fernsehen könne, hatte er allerdings zuviel versprochen, weil sein Gerät so modern war, daß es mir nicht gelang, es anzuschalten, und keine der sechs herumliegenden Fernbedienungen ließ sich ihm eindeutig zuordnen. Musik ging auch nicht, der CD-Player war so ein spezielles Modell, daß er gar keinen Knopf mehr hatte, vielleicht spielte er die Musik in seinem Innern nur für sich, weil sie sonst von den Ohren der Menschen verfälscht würde.

Weil sie gar nicht weit von ihm wohnte, war es nicht zuviel von mir verlangt, wenn ich, einmal unterwegs zu meinem Bruder, auch gleich bei meiner Schwester den Briefkasten leerte – sie war mit ihrem Freund aufs Dorf gefahren. Es kam zwar nur Werbepost, aber wenn der Kasten überquoll, würden die Einbrecher aufmerksam. Ich verband also beides und fuhr erst zu meinem Bruder und dann zu meiner Schwester. Auch bei ihr konnte ich keine Musik hören, weil ihr Freund ausschließlich Frank-Zappa-CDs kaufte. Und fernsehen ging nicht, weil sie nach der Geburt ihres Sohnes ihren Apparat abgeschafft hatte, sie fürchtete, ihr Kind könnte unsozial werden. Außerdem trank sie keinen Kaffee, es gab nur grünen Tee. Die Blumen mußte ich nicht gießen, nur ab und zu den Wasserkanister für die automatische Bewässerungsanlage nachfüllen.

Meinem Freund Basti konnte ich nicht abschlagen, mich um sein Aquarium zu kümmern, während er ein halbes Jahr mit einem Erasmus-Stipendium nach Krakau ging. Er hatte keine Fische, sondern einen Molch. Wir hatten das Tier noch nie gesehen, tagsüber verkroch es sich in einer alten Playmobilburg, die ihm im Wasser als Unterschlupf diente. Der Molch mußte jeden zweiten Tag gefüttert werden, anschließend sollte ich mich noch eine Weile in der Wohnung aufhalten und Geräusche machen, damit er Gesellschaft hatte. Er war zwar nie zu sehen, aber er vertrug es nicht, allein zu sein. Ich wußte nicht, wie ich mich ihm gegenüber verhalten sollte.

Weil er die Geräusche gehört hatte, mit denen ich den Molch aufzumuntern versuchte, klingelte Bastis alkoholabhängiger Nachbar, der ihm manchmal Quarkstullen brachte, wenn er einsam war. Nachdem ich einmal geöffnet hatte, kam er jedesmal, wenn ich den Molch fütterte. Es dauerte so lange, ihn wieder loszuwerden, daß ich meine Tour aufteilen mußte, ich fuhr also jeden zweiten Tag zu Basti und an den anderen Tagen zu meinem Bruder und meiner Schwester, und weil ich nun schon einmal in Berlin geblieben war, übernahm ich auch noch die Post von Biene, Kathrin, Jasmin und ein paar anderen Bekannten und sah in ihren Wohnungen nach dem Rechten. Falls ich einmal umziehen wollte, mußte ich mich mit allen gut stellen. In Wirklichkeit hätte ich mich nie entschließen können umzuziehen und half nur immer bei den anderen. Viele, die mir noch einen Umzug schuldeten, wohnten auch schon nicht mehr in Berlin. Ich hätte in ihre Städte ziehen müssen, um in den Genuß des mir zustehenden Gefallens zu kommen.

Den meisten, bei denen ich den Briefkasten leerte, schrieb gar keiner, sie bekamen nur Werbung, und ich hatte das Gefühl, meine Zeit zu verschwenden. Es war ein großer Tag, als Basti endlich Post bekam, eine Urlaubskarte von Biene aus Kroatien. Bald darauf erhielt auch Biene eine Karte von Basti aus Krakau, ich war also nicht umsonst zu Hause geblieben.

Ich hatte inzwischen jeden Tag eine Tour zu machen, die Zeit reichte kaum noch, mich allen Aufgaben so eingehend wie nötig zu widmen. Ich mußte den Molch manchmal drei Tage warten lassen, und die Ziertomaten machten mir Sorgen, weil es so heiß war. Ich hätte einen Mitarbeiter anstellen müssen, aber das konnte ich mir nicht leisten. Dann wollte auch noch Falko, daß ich, während er ein New-York-Stipendium wahrnahm, einmal in der Woche seinen Trabant startete, damit der Motor nicht einrostete. Ich durfte allerdings nicht damit auf die Straße, weil das Auto nicht angemeldet war. Es ging nur darum, alles durchzupusten, damit wieder Öl an die Kolben kam. Damit war es mir schon rein zeitlich nicht mehr möglich, jede Nacht zu Hause zu verbringen. Im Grunde war mir das aber ganz recht, weil eine französische Bekannte ganz kurzfristig eine Unterkunft für zwei amerikanische Freunde gesucht hatte, und da ich sowieso die meiste Zeit unterwegs war, bot ich ihr an, die beiden bei mir schlafen zu lassen. Ich mußte nur ab und zu vorbeikommen, um meine Pflanzen zu gießen, weil die Amerikaner das vergessen würden, hatte sie mich gewarnt.

Es war ja ein heißer Sommer, so daß es mir nichts ausmachte, im Park zu schlafen, immer in der Gegend von meinem letzten Termin. In meiner Hosentasche trug ich inzwischen ein riesiges Schlüsselbund. Ich stellte den Wecker auf 6 Uhr morgens und begann, ohne viel zu trödeln, meine Tour, um bis zum Abend möglichst viel zu schaffen. Etwas schwer tat ich mich, alle drei Tage mit Violetta zu schlafen, der Freundin von meinem Kumpel Jörn, der zu Fuß unterwegs nach Nepal war. Weil sie ihn in seiner Abwesenheit jedesmal betrog, war es ihm lieber, wenn er wußte, mit wem sie sich amüsierte. Alle drei Tage war das mindeste, um das Risiko eines Seitensprungs zu vermindern, aber es mußte ihr natürlich auch gefallen. Ich bekam dauernd besorgte SMS von Jörn, ob auch alles klarging, es war nicht einfach, ihn zu beruhigen, er war etwas mißtrauisch.

Die winzigen Ziertomaten reiften heran, der Molch war guter Dinge, ich merkte es an seinem Appetit, gesehen hatte ich ihn ja noch nie. Sogar Bastis Nachbar blühte richtig auf, er hatte schon lange nicht mehr so regelmäßigen Kontakt zu anderen Menschen gehabt. Aber als ich es einmal eine Woche lang nicht zu meiner Schwester geschafft hatte, quoll ihr Briefkasten von der Werbung über, und als ich nun bei ihr eintraf, überraschte ich eine Gruppe Einbrecher, die gerade dabei waren, ihre Wohnung auszuräumen. Sie zertrümmerten mir mit einem Brecheisen den Arm, und ich mußte ins Krankenhaus. Bei der ersten Gelegenheit türmte ich von der Station, weil ich in dieser Woche noch Falkos Trabant anlassen mußte und schon vier Tage nicht mit Violetta geschlafen hatte. Trotz Gipsverband nahm ich wieder meinen Aushilfsjob beim Grünflächenamt an, mit dem ich mir mein Studium finanziert hatte. Es dauerte ein bißchen, bis ich nur mit der linken Hand mit Harke und Gartenschere klarkam, aber ich brauchte das Geld, um die Wertgegenstände, die die Einbrecher bei meiner Schwester geklaut hatten, zu ersetzen, damit sie nicht merkte, daß ich meine Aufgaben vernachlässigt hatte. So langsam wuchs mir das alles etwas über den Kopf, und ich sehnte das Ende der Urlaubszeit herbei. Die Amerikaner hatten meine Wohnung an mexikanische Freunde weiterempfohlen, die sie in irgendeinem Youth Hostel kennengelernt hatten, und die mir nicht öffneten, weil sie mich für einen Zivilbullen hielten. Ich mußte wohl demnächst bei mir einbrechen, um meine Pflanzen zu retten, aber im Moment kam ich nicht dazu: der Molch, der Trabant, die Ziertomaten, zwei Dutzend Briefkästen und Violetta. Inzwischen hatten fast alle meine Bekannten sich schon Urlaubskarten geschrieben, es ging ihnen gut. Manchmal wünsche ich mir mein altes Leben zurück, aber dann denke ich, daß man die Dinge so nehmen muß, wie sie kommen, man wächst mit seinen Aufgaben. Man darf nicht immer danach fragen, ob sich eine Gefälligkeit für einen auch auszahlen wird.

MEINE ÄNGSTLICHKEIT

Die Kindheit war eine Klippe, die man umschiffen mußte. Es gab keine Patentlösungen, wie man diese Zeit überlebte, aber als Faustregel galt, nie etwas in den Mund zu nehmen, nie etwas mit bloßen Fingern zu berühren, und sich nie aus etwas hinauszulehnen. Wenn man dann auch noch nie jemandem antwortete und nie eine Straße überquerte, wenn man nie rannte und nie irgendwo blieb, stiegen die Chancen. Natürlich nur, sofern man sich von anderen Kindern fernhielt, denn die waren für jedes Kind Gift.

Die wenigsten Kinder hatten es geschafft, erwachsen zu werden, und von den anderen erzählte uns unsere Mutter. Es gab das Kind, das eine Raupe angefaßt und sich anschließend die Augen gerieben hatte. Die Raupenhaare, an denen sich kleine Widerhaken befanden, waren im Auge steckengeblieben, so daß das Kind erblindete. Jetzt lebte es im Heim zusammen mit den Kindern, die mit der Taschenlampe im Bett gelesen hatten, mit denen, die immer zu nah am Fernseher saßen und mit den Kindern, deren Augen beim Schielen stehengeblieben waren. Und jeden Winter kamen neue Kinder ins Heim, Opfer von Schneeballschlachten, denen kleine Kiesel ein Auge ausgeschlagen hatten.

Immer wieder sprangen Kinder in ihrem neuen Supermannkostüm vom Dach, in dem Glauben, in der Verkleidung fliegen zu können. Andere Kinder aßen zu viele Süßigkeiten und bekamen für den Rest ihres Lebens täglich eine Spritze. Ich erfuhr davon, als wir am Heim für zuckerkranke Kinder vorbeigingen, aus dem die Schreie der Kinder nach draußen drangen, denen gerade ihre tägliche Spritze ins Fleisch gerammt wurde. Aber im Grunde hatten sie es noch gut getroffen, besser jedenfalls als das Kind, das in der Badewanne aufgestanden und ausgerutscht war, und das jetzt im Rollstuhl saß, es wäre froh gewesen, etwas von der Spritze zu spüren. Wobei auch dieses Kind Glück im Unglück hatte, es konnte immerhin noch die Arme bewegen, nicht wie das Kind, das bei einem Kopfsprung im Schwimmbad auf dem Grund aufgeschlagen war. Dieses Kind konnte nicht mal mehr ein Nicken erwidern. Aber immerhin hatte es ja den Sprung überlebt, anders als die Kinder, die nach dem Essen ohne eine halbe Stunde zu warten hinausschwammen, einen Krampf bekamen und ertranken. Aber selbst deren Unglück hatte sein Gutes, kamen sie doch auf elegante Weise um die lästige Pflicht, ihre nassen Badehosen zu wechseln, um keine chronische Blasenentzündung zu riskieren.

Manche Kinder waren mit einem blauen Auge davongekommen, eine riesige Tetanusspritze holte das Kind, das sich an rostigem Eisen verletzt hatte, zurück ins Leben. Und das Kind, das Kirschkerne verschluckt hatte, die ihm den Blinddarm verstopften, war erfolgreich operiert worden. Bei dem Kind, das sich einen Splitter eingezogen hatte, war dagegen jede Hilfe zu spät gekommen, der Finger hatte sich entzündet und amputiert werden müssen, dafür durfte es den Splitter mit nach Hause nehmen.

Nachts sah ich die Kinder vor mir, die im Bett mit Schnüren gespielt und sich im Schlaf erdrosselt hatten. Andere hatten eine Wespe verschluckt, waren mit einer Tüte über dem

Kopf erstickt oder beim Graben von Tunneln im Sandkasten verschüttet worden. Erst wenn ein anderes Kind an einem Stück Metall zog, das dort seit dem Krieg aus dem Boden ragte, und alles in die Luft flog, kamen manche von ihnen wieder zum Vorschein.

Es gab aber auch Kinder, die für immer spurlos verschwanden, weil sie im Winter irgendwo unterwegs mit der Zunge an einem Metallgeländer geleckt hatten. Bevor sie gefunden wurden, waren sie schon erfroren, einsam und verlassen, niemand stand ihnen in ihrem Unglück zur Seite, nur das Kind, das am Tag vorher den Kopf durch einen Zaun gesteckt und wegen der Ohren nicht mehr herausbekommen hatte, war zufällig in der Nähe. So konnte das Kind, das mit dem Kopf festklemmte, dem Kind, das mit der Zunge festklebte, zum Trost Geschichten von Kindern erzählen, denen es schlechter ging als ihnen beiden. Natürlich vor allem die Geschichte von dem Kind, das beim Frühstück das Messer abgeleckt hatte und seither viel darum gegeben hätte, noch einmal irgendwo mit der Zunge festzukleben.

MEINE ANSPRUCHSLOSIGKEIT

Warum ich so selten aus dem Haus gehe? Weil die Wohnung ja bezahlt ist, und ich die Zeit nicht verfallen lassen will. Schlimm genug, daß sie so teuer ist. Zwei Zimmer, von denen ich in einem den halben Tag über gar nicht bin. Und wenn ich mich dann doch einmal darin umsehe, bin ich sofort nicht mehr in dem anderen. Es ist mir gar nicht möglich, beide Zimmer gleichzeitig zu nutzen, immer nur eins. Das zweite könnten sie in der Zeit, wo ich mich in dem ersten aufhalte, untervermieten. Oder gleich alles abbauen, die Wände einreißen, und das Material für andere Zwecke nutzen, z. B. in Säcke füllen, zum Hochwasserschutz. Hauptsache, am Morgen ist alles wieder an seinem Platz, darum möchte ich mich nicht auch noch kümmern müssen.

Die Natur macht es uns ja vor. Mit der Sonne ist es nicht umsonst so geregelt, daß sie nachts, wenn sie uns nur blenden würde, den Menschen weiter westlich als willkommene Lichtquelle dient. Und wenn diese schlafen gehen, kommen ihre Nachbarn noch weiter westlich auf ihre Kosten, und immer so weiter, eine 24-Stunden-Schicht nach der anderen. Genauso könnte jemand in meinem Schlafzimmer schlafen, während ich im Arbeitszimmer arbeite, und etwas in meine Abstellkammer stellen, während ich das Bad nutze. Solange sich unsere Wege nicht kreuzen …

Zum Glück besitze ich kein sperriges Klavier, dann bräuchte ich eine noch größere Wohnung. Und Möbel! Wer soll denn die ganzen Zettel wieder vorkramen, die dauernd dahinter rutschen? Bei jedem Gegenstand denke ich vor dem Erwerb: soll ich vielleicht mein Leben lang für dich Miete bezahlen? Deshalb verschenke ich alles gleich weiter. Wenn ich ihnen einen teuren Fernseher geschenkt habe, müssen mich meine Freunde auch bei ihnen gucken lassen, und ich spare mir die Stellfläche in meiner Wohnung. Dann stoße ich auch nichts um, wenn ich mit verbundenen Augen fechten übe.

Und im zwischenmenschlichen Bereich, wer braucht schon die ständige Präsenz einer Partnerin, die ihm seinen Wohnraum streitig macht und zu allem eine abweichende Meinung hat? Wenn man sich allein fühlt, geht man einfach in den Laden für Partnerinnen und verbringt einen schönen Abend mit einer Frau, die man anschließend nicht einmal mit nach Hause nehmen muß. Den Rest der Zeit kann sie ja mit jemand anders leben. Das ist dann wie mit der Sonne. Solange sich unsere Wege nicht kreuzen...

Die meisten Funktionen einer Wohnung lassen sich auf diese Art auslagern. Im Grunde würde mir eine Kiste reichen, irgendwo in einer stillen Ecke. Oder ich schenke jemandem ein Bett, das kann er mir dann ja schlecht verweigern, wenn ich müde bin, das wäre doch undankbar, ich habe es ihm doch geschenkt.

Auch meine Freunde würden nicht so beängstigend altern, wenn man sie nur zu meinem Geburtstag in Betrieb nehmen würde. Den Rest des Jahres könnten sie zur Schonung ins Depot. Es ist doch verrückt, wie sie sich in meiner Abwesenheit sinnlos verschleißen. Und wenn ich sie dann sehen will, sind sie krank oder verstimmt.

Sogar meinen Körper brauche ich nicht ständig. Wenn ich arbeite, sind die Beine nur im Weg, man könnte sie abschrauben und an ein Modegeschäft vermieten, um Strümpfe zur Schau zu stellen. Wenn ich dagegen meinen Tag im Laden für Partnerinnen verbringe, bleibt mein Verstand ungenutzt. Er könnte in der Zeit Probleme lösen, in einem wissenschaftlichen Institut. Man könnte ihn aber auch für Spiele benutzen, z. B. Mau-Mau. Ich hab nichts dagegen, wenn sich ein anderer daran erfreut, solange sich unsere Wege nicht kreuzen...

Ganz verrückt ist es ja nachts, dann brauche ich meinen Körper im Grunde überhaupt nicht. Es kann mir doch egal sein, was er in der Zeit macht, wenn ich schlafe. Wenn ihn mir in diesen Stunden jemand abnehmen würde, müßte ich nicht mal auf mein Recht pochen, bei Freunden in meinem geschenkten Bett zu schlafen. Man könnte ihn z. B. als Vogelscheuche verwenden, auf den Kornfeldern vor der Stadt. Dann müßte man auch nicht mehr so viel spritzen. Solange am Morgen alles wieder an seinem Platz ist. Darum möchte ich mich nicht auch noch kümmern müssen.

MEIN GEIZ

Im Westen brauchte man kein Geld zum Überleben, wenn man Hunger hatte, ging man einfach zu Bahlsens Probierstube und schlug sich den Bauch mit Kekskreationen voll, so war es in der Werbung zu sehen. Die Gäste dieser Probierstube schlenderten durch vollbeladene Tischreihen und naschten, soviel sie wollten. Niemand klopfte ihnen auf die Finger, wenn sie es übertrieben, es war genug für alle da.

Leider wurde die Adresse von Bahlsens Probierstube nicht mit eingeblendet, deshalb suche ich immer noch nach der Berliner Filiale und muß dauernd Geld für Essen ausgeben. Das ärgert mich, weil man beim Essen ja den ganzen Abfall mitbezahlt. Also nicht Apfelstiel, Wurstpelle, Pizzaverpackung, wenn man sich Mühe gibt, kriegt man davon ja auch noch einiges runter, sondern das, was nach dem Essen wieder rauskommt. In der Kaufhalle stellen sie sich quer, wenn man es ihnen wieder zurückbringt: «Hier, kommt Ihnen das bekannt vor?»

«Ist das Ihre Scheiße?»

«Nein, das ist *Ihre* Scheiße, die Sie mir unters Essen gemischt haben.»

«Wir?»

«Jedesmal, wenn ich Ihre gepanschten Lebensmittel esse, kommt früher oder später dieses Zeug aus meinem Bauch. Soll das vielleicht ein Zufall sein?»

Es geht mir ums Prinzip, ich habe nichts zu verschenken. Ich habe mir mein Geld schon heute so eingeteilt, daß es bis an mein Lebensende reicht. So bin ich von niemandem abhängig und kann mir den Luxus einer eigenen Meinung erlauben. Ich habe sogar schon was fürs Begräbnis zurückgelegt, meinen letzten Müll werde ich mir vorher in die Taschen stopfen, damit er gleich mit eingeäschert wird und ich die Betriebskosten senke. Allerdings ist mir aufgefallen, daß man bei den Särgen ziemlich viel Luft mitbezahlt, die sitzen nicht gerade eng. Das ist, als würde man eine Barbie-Puppe in einem XXL-Paket verschicken. Deshalb habe ich für mich einen Kindersarg vorgesehen, in den man mich gerade noch hineinkriegen wird, wenn man mich zusammenfaltet wie einen chinesischen Schlangenmenschen. Wenn noch wer mitmacht, können wir auf diese Art ein Grab für zwei Särge benutzen, was sich sowieso anbietet, es ist doch idiotisch, daß Grabsteine nur einseitig beschriftet werden.

Es wird so viel Geld verschwendet, und wenn man sich dieser Unsitte verweigert, gilt man als geizig. Dabei ist Geiz ein Überlebensinstinkt, man will doch nicht im Winter frieren wie die Grille, sondern es schön warm haben wie die Ameise. Aber mit so einer Haltung macht man sich unsere Konsumgesellschaft zum Feind.

«Möchten Sie ihre Fotos 9x13 cm oder 12x15?» fragte mich einmal die geldgierige Betreiberin eines Fotogeschäfts.

«Was kostet denn 0,9x1,3cm?»

«0,9x1,3? Da erkennt man doch gar nichts.»

«Mit der Lupe schon. Außerdem braucht man für das Format nur ein Fotoalbum alle zehn Jahre, das spart Platz und Mietkosten.»

Inzwischen ist mir auch das zuviel, und ich hole mir meine Fotoalben lieber aus Haushaltsauflösungen. Wenn ich sie abends durchblättere, schwelge ich in Erinnerungen, die gar nicht meine sind. Auf diese preiswerte Art habe ich schon die halbe Welt bereist und immer mit anderen Leuten.

Ich war schon als Kind so sparsam. Meine Aufkleber hob ich immer so lange auf, bis mir die Motive peinlich waren. Eine ganze Pinocchio-Serie habe ich nach der Pubertät nicht mehr verwenden können. Aber eine Oberfläche mußte sich eben erst als würdig erweisen, damit ich einen meiner wertvollen Aufkleber dafür opferte. Die wenigsten Oberflächen schafften es in meiner Gunst so weit nach oben, es waren: Stullenbüchse, Tischtenniskelle, Poesiealbum und der Benzintank vom Motorrad. Aber selbst dafür war mir mancher Aufkleber noch zu schade, z. B. der aus der BAP-LP «Zwesche Salzjebäck un Bier». Erst als ich meine erste Freundin kennenlernte, hatte ich eine Oberfläche gefunden, die mir dieses Aufklebers würdig erschien, aber da war mir die Band schon wieder peinlich.

Die Bündnis-90-Aufkleber von der Wahl 1990 habe ich dagegen immer noch, obwohl man sie mir nur unter der Bedingung ausgehändigt hatte, daß ich sie irgendwo hinklebte, aber sie waren mir einfach zu schade. Daran, daß die Wahl dann aus Sicht von Bündnis 90 haushoch verlorenging, fühle ich mich immer noch ein wenig mitschuldig.

Meine Sparsamkeit hat mir nicht geschadet, und ich werde auch meine Kinder in diesem Geist erziehen. Ich sehe es schon vor mir, wie sie mich abends drängen, ihnen vor dem Einschlafen etwas vorzulesen.

«Aber nicht schon wieder ‹Die wilden Kerle›, das kennen wir schon auswendig. Kannst du uns nicht mal ein neues Kinderbuch kaufen?»

«Ein neues Kinderbuch? Ihr seid wohl übergeschnappt? Es gibt doch noch so viel Lesestoff im Haus!»

Ich werde etwas herumsuchen und mich für die Bedienungsanleitung vom Videorekorder entscheiden. Die Kleinen liegen schon im Bett und schauen mich aus erwartungsfrohen Augen an.

‹‹*Es kann vorkommen, daß an Ihrem Empfangsort die Modulatorfrequenz (591 MHz oder UHF-Kanal 36) von einem Fernsehsender belegt ist. In diesem Fall wird beim Empfang eines oder mehrerer Fernsehsender die Bildqualität der Fernsehsendungen am Fernsehgerät vermindert.*› Na, wie gefällt euch die Geschichte?»

«‹Die wilden Kerle› waren besser.»

«Na, wartet mal das zweite Kapitel ab, in ein neues Buch muß man sich erst ein bißchen reinlesen, es wird schon noch spannender. ‹*Mit PDC (Programme Delivery Control) oder VPS (Video Programm System) steuert der Fernsehsender den Beginn und die Dauer der programmierten Aufnahme. Wenn eine Fernsehsendung früher beginnt oder später endet als vorgesehen, schaltet sich der Videorekorder zur richtigen Zeit ein und aus. Normalerweise ist die Startzeit gleich der PDC- oder VPS-Zeit. Wenn eine abweichende PDC- oder VPS-Zeit angegeben ist, z. B.: ‹20.15 (VPS 20.14)›, müssen Sie beim Programmieren die PDC- oder VPS-Zeit ‹20.14› minutengenau eingeben. Wenn Sie eine abweichende Zeit eingeben wollen, müssen Sie ‹PDC› oder ‹VPS› abschalten.*› Na, was hab ich gesagt? Wollt ihr noch ein Kapitel hören?»

Aber die Kleinen schlafen schon tief und fest, offenbar habe ich mit der Geschichte einen guten Griff getan und nebenbei wieder ein paar Euro gespart.

Dauernd läßt man sich von der Werbeindustrie etwas aufschwatzen. Kaugummis z. B. sind doch die reine Verschwendung. Oder tragen sie irgend etwas zur Ernährung bei? Aber wenn es nur ums Kauen geht, kann man ja auch einen Radiergummi nehmen. Oder man lutscht gleich einen Kieselstein, der hält ewig. Meine Kinder lutschen immer noch an ihrem ersten Kieselstein, sie kennen nichts anderes und sind sehr zufrieden.

Auf dem Parkplatz bleibe ich im Auto sitzen und warte, bis die Zeit, die ich fürs Parken bezahlt habe, abgelaufen ist. Statt teuren Eintritt für die Disko zu zahlen, tanze ich einfach draußen vor der Tür, und wenn man dort von der Musik nichts hört, singe ich eben selbst. Statt mich für ein Fitneßstudio in Unkosten zu stürzen, jogge ich Rolltreppen hoch. Statt im Winter zu heizen, rücke ich meine Möbel, dabei wird einem warm. Statt jemanden anzurufen, kann man auch mit dem Fahrrad zu ihm hinfahren und die Gegensprechanlage benutzen. Ich sammle mein Zahnputzwasser und gieße damit die Blumen. Statt mir einen Hund zu halten, schiebe ich einfach mein Fahrrad. Wenn ich jemandem etwas mitteilen will, gebe ich eine Überweisung über 0,00 Euro auf und notiere meine Nachricht im Feld für den Zahlungsgrund. Um nicht dauernd neue Schuhe kaufen zu müssen, mache ich beim Gehen möglichst große Schritte, das spart Schuhsohle. Manchmal hake ich mich auch bei irgendwem ein und lasse mich ein Stück tragen. Aufs Klopapier verzichte ich, wozu hat man denn Hände? Morgens stehe ich auf, wenn der Wecker vom Nachbarn klingelt, das spart Weckerbatterien. Und dazu, das Spülwasser beim Zahnarzt wieder auszuspucken, zwingt einen ja auch keiner.

Aber ich mache meine Sparsamkeit auch nicht zum Dogma! Ich kann auch mal einen draufmachen, wenn sich die Gelegenheit bietet. Das unterscheidet mich eben von einem Geizhals. Bei meinem Begräbnis, das weiß ich schon, werde ich mir etwas Besonderes gönnen. Ich weiß, es klingt verrückt, aber ich träume davon, aus diesem Anlaß schließlich doch noch meinen Pinocchio-Aufkleber zu opfern und ihn auf den Sarg kleben zu lassen. Man stirbt schließlich nur einmal.

Ich freu mich schon.

MEINE UNATTRAKTIVITÄT

Die schlimmste Szene in «Der Frosch mit der Maske» war für mich, als der Mörder mit der Froschmaske nachts vor seinem nächsten Opfer erscheint, um ihm seinen Tod anzukündigen. Bevor er geht, klebt er ihm einen Froschaufkleber ans Bett: «Damit du morgen nicht denkst, du hättest nur geträumt!»

Daran mußte ich denken, als neulich vor meiner Haustür mit bunter Kreide aufs Pflaster geschrieben stand: «Jochen Schmidt».

Jeden Morgen wünsche ich mir, ich hätte nur geträumt, aber dann lese ich meinen Namen, und alles kommt wieder hoch. Wer kann das geschrieben haben? Sicher brauchte er ärztliche Hilfe. Denn meine Erfahrung sagt mir, daß sich in mich nur Frauen verlieben, die bei anderen keine Chance haben. Wie die beiden bedauernswerten Teenagerinnen, deren Nachstellungen ich in meiner Schulzeit wochenlang ausgesetzt war. Sie kamen aus Buch II, weshalb es, selbst wenn ich gewollt hätte, nicht in Frage gekommen wäre, mit ihnen zu verkehren, denn die Karower Chaussee, die Buch III von Buch II trennte, war eine hermetischere Grenze als die 8th Mile in Detroit.

Meine Verehrerinnen hatten eigentlich alles, was man brauchte, um mich in die Flucht zu schlagen. Aber um wirklich sicher zu gehen, traten sie eben auch noch zu zweit auf. Eine lange dünne mit blonder Schüttelfrisur und ihre kleine Freundin mit kurzen, schwarzen Locken. Wenn sie bei uns anriefen, ging ich so langsam wie möglich ans Telefon. Ich versuchte, es zu machen wie Achilles beim Wettlauf mit der

Schildkröte, dann würde ich das Telefon, auch ohne stehenzubleiben, nie erreichen. Aber das Telefon schien mir entgegenzukommen. Ich versuchte, höflich zu sein, ich war ja kein Unmensch: «Mmh.»

«Jochen Schmidt?»

«Was isn?»

Ich hörte ein Flüstern am anderen Ende der Leitung, sie schienen sich über ihre Strategie noch nicht einig zu sein.

«Was isn? Ich hab keine Zeit.»

«Kommst du zur Koofie[1]?»

«Nee.»

«Wieso 'n?»

«Ich muß noch was machen.»

«Was 'n?»

«Sag ich nich.»

«Kommst du dann nachher zur Koofie?»

«Geht nicht, ick hab Stubenarrest.»

Eine Stunde später riefen sie wieder an, und wenn ich nicht ans Telefon gegangen wäre, hätte meine Mutter die «netten Mädchen», wie sie es nannte, zu Kaffee und Kuchen eingeladen, ich hatte also keine Wahl. Aber ich fühlte mich wie ein Folteropfer, das den monotonen Fragen seiner Peiniger ausgesetzt ist, die das Geständnis schon kennen, das sie von ihm hören wollen.

Die beiden wurden dann bald darauf auf der Karower Chaussee von einem Sattelschlepper überfahren. Jedenfalls in meiner Phantasie.

Es ist immer so, wenn Frauen wie warmes, duftendes

---
1 Kaufhalle

Badewasser sind, dann verliebt sich in mich der schwarze Rand, der bleibt, wenn man den Stöpsel zieht.

Meine letzte Verehrerin war besonders hartnäckig. Weil sie etwas schielte, fiel es selbst mir schwer, ihrem Blick auszuweichen. Ihr avantgardistischer Tanzstil sicherte ihr keinen Platz in meinen Charts. Unser einziges Gespräch gestaltete sich wie folgt: «Ich schiele ja.»

«Ach so?»

«Du wirkst immer so abweisend.»

«Bin ich auch.»

«Wollen wir uns mal treffen?»

«Ich hab eine Freundin.»

«Die muß ja nichts merken.»

«Wir haben aber keine Geheimnisse voreinander.»

«Ich wußte gar nicht, daß du eine Freundin hast.»

«Da geht's dir wie ihr.»

«Man hat manchmal das Gefühl, du willst gar nicht mit einem reden.»

«Ich muß jetzt gehen.»

«Wohin denn?»

«Weiß ich noch nicht.»

Es ist schrecklich, wenn ich ein Land wäre, würde sich die Mongolei in mich verlieben.

Deshalb mache ich mir keine Illusionen über eine Frau, die mit Kreide meinen Namen auf die Straße schreibt. Wahrscheinlich ist das nur ein verzweifeltes Aufbäumen, ein Rückzugsgefecht ihrer Weiblichkeit vor der unvermeidlichen Geschlechtsumwandlung.

Allerdings gebe ich zu, daß es auch etwas Gutes hat, daß

da mein Name steht. Wenn ich nämlich jetzt aus dem Fenster springe und meinen Personalausweis vergessen habe, weiß man gleich, wem die Leiche gehört und muß nicht lange herumraten, das spart Steuergelder.
Vielleicht war das ja auch die eigentliche Botschaft der anonymen Schreiberin: «Spring endlich, dein Name steht ja schon da!»

MEINE PRÜFUNGSANGST

Oft wird man gefragt: «Herr Schmidt, ‹studieren› oder ‹studierten› Sie? In Ihren biographischen Angaben liest man mal das eine und mal das andere.»

«Schreiben Sie ‹studierte›.»

So hätte ich antworten müssen und hätte nicht gelogen, schließlich hatte ich lange genug studiert.

«Und daß Sie aus dem Französischen übersetzen, stimmt das auch?»

Auch das hätte ich bejahen können, denn ich hatte das Gedicht «Spleen» von Charles Baudelaire übersetzt:

Spleen
Ich bin wie der König eines Regenstaats
Noch jung, und doch sehr alt, reich aber matt
Verachtet er wie eifrig seine Leute ihn hofieren
Und langweilt sich mit Hunden wie mit allen Tieren
Nicht Wild nicht Falke haben ihn mehr amüsiert
Nicht mal sein Volk, das vorm Balkon krepiert
Der Witz aus seines Lieblingsnarren Hirn
Verscheucht die Wolken nicht von seiner kranken Stirn
Sein Bett, lilienbestickt, verwandelt sich zur Gruft
Und selbst die Damen, immer scharf auf Prinzenduft
Verzweifeln, welche schlüpfrige Toilette
Ein Lächeln abringt dem Skelette
Der Weise, der die Kunst des Goldgewinnens kennt
Befreit ihn nicht vom schlechten Element
Und selbst ein Blutbad, wie es Rom uns lehrte
Von dem im Alter mancher Herrscher zehrte

Kann seinen Leichnam nicht erwärmen
Statt Blut fließt Lethewasser, grün, in seinen Därmen

Ich hatte genug Klappentexte gelesen, um zu wissen, daß in einer Autorenbiographie originelle Berufe nicht fehlen dürfen. Es gibt eigentlich keine Tätigkeit, die sich nicht im Nachhinein als Metapher für das ästhetische Programm des Künstlers deuten ließe. Sie waren Aktmodell, Leichenwäscher, Fahrgastdurchleuchter, Tunnelbohrer, Geldzähler, Sprengmeister, Medikamententester, Karussellbremser, Monsterdarsteller in der Geisterbahn, Hüpfburgbeaufsichtiger bei McDonald's und Massakerstatist auf US-Army-Manövern, da wollte ich wenigstens Übersetzer aus dem Französischen sein.
Natürlich war Charles Baudelaire schon über fünfzigmal ins Deutsche übertragen worden. Um so mutiger von mir, es trotzdem noch einmal zu versuchen!
«Sie haben studiert, aber haben Sie Ihr Studium auch beendet?»
Was für eine Frage! Wie konnte man sein Studium «beenden»? Die Universität ist der schönste Ort der Welt, wenn man nichts werden will. Ich wollte nie etwas werden, ich fand ja immer, daß ich schon etwas war.
In meinen Augen waren die Professoren einfach privilegierte Studenten. Ein Saal voller junger Menschen hörte ihnen aufmerksam dabei zu, wie sie in einem Selbstgespräch, das ihnen nicht peinlich sein mußte, sondern für das sie sogar bezahlt wurden, ihr Gedächtnis trainierten und neue Gedanken ausprobierten. Jahr für Jahr arbeiteten sie

sich gründlicher in die Materie ein, und an den Rändern des Wissens schürften fleißige Studenten mit ihren Hausarbeiten und lieferten den Professoren ihre Erkenntnis-Nuggets ab. Ein Professor war prinzipiell uneinholbar. Um das Niveau eines dieser Heiligen zu erreichen, mußte man nach dem Studium 20 Jahre weiterstudieren, allein und für sich, nur getrieben von Neugierde und Enthusiasmus. Und während man das tat, forschten die Professoren ja weiter, in großzügig geschnittenen Büros mit federnden Rückenlehnen und einem verschwenderisch ausgestatteten Handapparat aus bibliophilen Nachschlagewerken, unterstützt von Sekretärinnen, die ihnen alle Hindernisse aus dem Weg räumten. Es war wie der Wettlauf zwischen Hase und Igel.

Am Anfang habe ich die Universität noch als Belastung empfunden. Warum sollte ich mir vorschreiben lassen, was ich zu lesen hatte? Den Unterschied zwischen Grund- und Hauptstudium hatte mir niemand erklärt. Ich wußte überhaupt nicht, daß es so etwas wie Scheine gab. «Hauptseminar», was sollte das sein? Mußte man für sich nicht jedes Seminar zu einer Hauptsache machen? Natürlich waren meine Interessen interdisziplinär. Wie konnte man Philosophie studieren und nicht gleichzeitig Mathematik? Was nützte einem ein Romanistikstudium ohne Einblicke in die Technikgeschichte? Weil mich sowieso alles interessierte, öffnete ich manchmal einfach irgendeine Tür und ließ mich vom Seminarthema überraschen.

Meine Arroganz ging so weit, daß ich Examenskolloquien besuchte und der Meinung war, alles besser zu wissen, auch wenn ich es nicht formulieren konnte. Zu Hause las ich mehrmals Absatz für Absatz des behandelten Texts, am Ende war fast jedes Wort mit Neonstift markiert, aber ich hatte wieder irgendwo den Faden verloren. Spätestens wenn die Professorin in der nächsten Veranstaltung die Frage in die Runde warf, was für Hegel «das Subjekt» sei, mußte ich passen.

Sekundärliteratur habe ich trotzdem nie angerührt, ich wollte in den Dialog mit den Autoren treten, nicht mit ihren Interpreten. Schließlich waren es Kollegen, die sich mit ihren Werken direkt an mich richteten. Ich hatte zwar noch nichts geschrieben, aber das war ja auch kein Wunder, bei der Konkurrenz. Immer wenn ich über etwas nachdachte, fand ich meine Gedanken wenig später zufällig in einem Buch. Es war doch nicht meine Schuld, wenn Nietzsche schon alles durchschaut hatte! Meine gesammelten Werke hätten nur aus Hinweisen bestanden: «Band 1, Philosophie: siehe Nietzsche», «Band 2, Prosa: siehe Thomas Mann».

Es sah ganz so aus, als würde mein geistiger Nachlaß einmal allein aus den Anstreichungen bestehen, die ich in den von mir gelesenen Büchern hinterlassen hatte.

Die Seminare gingen an meine Substanz. In den 90 Minuten baute sich ein solcher Drang auf, meine Meinung loszuwerden, ein solcher Ärger darüber, was andere gesagt hatten, daß ich, wenn ich mich einmal zu Wort meldete, nur noch stottern konnte. Das Stottern war aber eigentlich ein gutes Zeichen. Andere, die nichts zu sagen hatten, stolperten nicht über ihre Worte, es waren ja gar nicht ihre. Jeder ernsthafte Gedanke muß, schon während er geäußert wird, relativiert werden. Ich hätte mich eigentlich zu Wort melden, den Mund öffnen, die Arme heben und wieder sinken lassen müssen, ohne etwas zu sagen. Dem hätte man schwer etwas hinzufügen können.

Statt dessen widersprach ich mir vehement. Es ging hin und her, und am Ende meiner Wortmeldung hatte ich mich so mit mir selbst angelegt, daß ich nach Luft schnappte. Auf dem Nachhauseweg führte ich die Debatte in Gedanken weiter. Ich hätte mich zugrunde gerichtet, wenn ich noch länger Seminare besucht hätte. Nicht ausgeschlossen, daß ich einen Kommilitonen wegen einer uninspirierten Bemerkung in die Hand gebissen hätte.

«Das kann alles in die Fußnoten», sagte der Professor über meine erste Hausarbeit. Wie meinte er das? Sicher, eigentlich hatte ich eine Arbeit zu Lessings «Laokoon»-Aufsatz schreiben sollen, aber es war doch klar, daß das nicht ging, ohne einen Bogen von den keltischen Menhiren über die ägyptischen Skulpturen bis zu Joseph Beuys und seiner sozialen Plastik zu schlagen und dabei die Harmonievorstellung der Griechen in Musik, Dichtung und Tanz zu streifen. Chaos oder Kosmos, darum ging es doch letztlich.

«Liest es sich denn nicht gut?»

«Doch, Sie schreiben ganz flott, aber das gehört alles nicht zum Thema.»

Beim nächsten Mal bekam er seine Fußnoten, drei Zeilen Text und 30 Zeilen Fußnoten pro Seite. Aber auf die Dauer konnte man sich nicht darauf beschränken, seine eigentlichen Gedanken in die Fußnoten zu verbannen. Deshalb blieb mir nichts anderes übrig, als Schriftsteller zu werden, ein Produzent von Fußnoten ohne dazugehörenden wissenschaftlichen Text.

Ich habe die Universität verlassen, wie man eine Stadt verläßt, in der man wochenlang krank im Bett lag. Durchs Fenster hat man die Geräusche der Straße gehört, einen Streifen Himmel hat man vom Bett aus gesehen, sonst nichts. Und jetzt muß man schon wieder abreisen. Man weiß immer noch nicht, wo unter diesen Bücherbergen die Antworten lagern wie Fossilien. Und das Schreckliche ist, daß man auch leben kann, ohne es zu erfahren.

Neulich war ich wieder einmal dort und fand den Weg kaum. Sie hatten seit meinem letzten Besuch überall Hochhäuser gebaut. Der kleine Park war verschwunden, Straßenbahnlinien waren begradigt worden. So schnell geht das, dachte ich kopfschüttelnd, so schnell haben sie dich vergessen.

Aber obwohl ich nicht mehr oft hingehe, lasse ich mich nicht exmatrikulieren. Der Gedanke, diese letzte Verbindung zum geistigen Erbe der Menschheit zu kappen, ist mir unerträglich. Inzwischen kostet mich das 280 Euro pro Semester, ein stolzer Preis für eine rein virtuelle Beziehung. Ich unterschreibe meine Rückmeldung und blinzle dabei mit den Augen, um die erschreckend hohe Semesterzahl nicht zu lesen. Ich stelle mir vor, wie die alte Dame im Sekretariat bekümmert den Kopf schüttelt, wenn sie meinen Studentenausweis eintütet und zur Post bringt. Ich bin wahrscheinlich einer der letzten Studenten der Humboldt-Universität mit fünfstelliger Immatrikulationsnummer. Wahrscheinlich hätten sie den Fachbereich ohne mich längst abgewickelt. Die Professoren leistet man sich nur noch, damit ich irgendwann doch noch mein Examen machen kann. Vielleicht werde ich sie auf meinem Sterbebett endlich zu mir rufen, damit sie mir ihre Fragen stellen können. Dann werde ich ihre Hand halten, und wir werden gemeinsam schweigen. Ob ich bestanden habe oder nicht, das zu beurteilen liegt doch gar nicht in unserem Ermessen.

MEINE VORBILDLICHKEIT

Obwohl ich keine feste Anstellung habe, bin ich rund um die Uhr im Einsatz, als Botschafter des anderen Deutschland.

Wie unbeliebt sind Fahrradfahrer heute, weil sie auf der Straße den Verkehr behindern und auf dem Bürgersteig Fußgänger erschrecken. Aber ich bügle das wieder aus, ich halte am Fußgängerübergang für alte Frauen und lächle ihnen sogar zu. Sie sollen nicht denken, alle Fahrradfahrer seien so.

Und was bin ich für ein angenehmer Nachbar! Es gibt so viele rücksichtslose Mieter, die nachts laut Musik hören, Zeitungen aus dem Briefkasten klauen und Zigarettenkippen in den Hausflur werfen. Aber ich bügle das wieder aus. Aus meiner Wohnung hört man keine Musik, ich trete immer leise auf und benutze zum Fernsehen Kopfhörer. Ich kann meine Nachbarn wirklich nur um mich beneiden. Der Tag wird kommen, daß Leute ihre Freizeit vor meiner Wohnungstür verbringen, um sich von ihrem Alltagsstreß zu erholen, weil es bei mir so still und friedlich ist.

Genauso im Ausland, wo die Deutschen als arrogantes und humorloses Volk gelten. Aber ich bügle das wieder aus, ich lache über alle Witze und erzähle sogar selber welche. Natürlich nur, wenn ich an der Reihe bin, ich drängle mich nicht vor. In Frankreich und Rußland gebe ich mich besonders bescheiden, sie sollen sehen, daß von mir keine Kriegsgefahr ausgeht. Ich kleide mich wie die Einheimischen und spreche in der Öffentlichkeit mit gedämpfter Stimme und möglichst nicht in meiner Sprache oder mit deutschem Akzent. Das Bild des häßlichen Deutschen, ich zeichne es neu.

Oder diese Männer mit ihrem unverbesserlichen Machismo. Allen Frauen müssen sie hinterhersehen, und wenn sie mit einer reden, ist schnell klar, daß sie nur das eine wollen, und die arme Frau ist enttäuscht. Aber ich bügle das wieder aus, ich respektiere die Frauen und überall, wo ich eine sehe, spreche ich sie nicht an. Ich gucke auch keiner auf die Brüste, lieber schließe ich die Augen. Die Frauen merken das und schöpfen wieder Hoffnung, weil doch nicht alle Männer gleich sind.

Der Westen führt Krieg gegen die arabischen Völker. Wir stecken doch mit den Amerikanern unter einer Decke, schließlich sind unsere Vorfahren dorthin ausgewandert und haben das Land erst groß gemacht. Diese Trampligkeit, diese kulturelle Ahnungslosigkeit. Aber ich bügle das wieder aus. Man sollte mich einmal sehen, wie tolerant ich lächle, wenn ich einen Schawarma bestelle! In meinem Blick wird man keine Spur von religiösen Vorurteilen finden. Für die Muslime bin ich das andere Deutschland.

Ich latsche nicht über den Rasen, ich lege im Zug meine Füße nicht auf den Sitz, ich halte mir keinen Hund. Ich trete sogar in Hundescheiße, damit die anderen sie besser sehen. Im Westen bemühe ich mich, nicht zu jammern, weil ich das Verhalten der Ostdeutschen wieder ausbügeln muß. Auf Fotos gucke ich immer bescheiden, weil viele Intellektuelle so hochmütig sind und ich das wieder ausbügeln will. Vom frühen Morgen an streife ich durch die Straßen und glätte die Wogen. Überall drohen Konflikte, aber ich bügle es wieder aus. Kurz bevor das Faß überläuft, erscheine ich und sorge mit meiner Präsenz für Entspannung. Wenn ich bei einem fliegenden Händler die Zeitung kaufe, bezahle ich passend, weil er Kleingeld braucht und doch nichts dafür kann, daß er diesen Job machen muß. An der Ampel warte ich bis grün ist, damit die Kinder ein Vorbild haben und nicht in den sicheren Tod rennen. Auf öffentlichen Toiletten benutze ich die Klobürste, selbst wenn die Spuren gar nicht von mir sind. In Telefonzellen entzwirbele ich die Strippe vom Hörer, wenn sie sich verdreht hat. Bettlern gebe ich zwar nichts, aber ich lächle kollegial, damit sie sich respektiert fühlen.

Wenn es nur ein Dutzend von meiner Sorte gäbe, ich glaube, die Welt sähe anders aus.

MEINE UNGEDULD

Daß wir im Zeitalter der Beschleunigung leben, widerspricht meiner Erfahrung, ständig ausgebremst zu werden. Die Technik ist ein Versprechen, das nie eingehalten wird. Der Hirte muß sich dem Tempo seiner Schafherde anpassen, es wäre sinnlos, sie anzutreiben, deshalb empfindet er auch keine Ungeduld. Der moderne Mensch hat immer das Gefühl, warten zu müssen, schon die anderen Menschen erlebt er als eine große Schafherde, die ihm den Weg verstellt.

Oft gehe ich lieber zu Fuß, als das Fahrrad zu nehmen, weil die Ungeduld proportional zur Geschwindigkeit wächst, mit der man sich fortbewegt. Auch im Zug habe ich manchmal den Wunsch auszusteigen, weil man sich trotz der hohen Geschwindigkeit, mit der man dahinrast, einbildet, der Zug strenge sich nicht richtig an und man wäre aus eigener Kraft eben doch ein bißchen schneller. Im Flugzeug ist es ganz schrecklich, quälend langsam kriechen die Kontinente unter einem dahin, Fliegen ist die langsamste Art, sich fortzubewegen.

Wir wissen, daß jedes neue technische Gerät eine neue Art Unfall produziert, aber wenig beachtet wird, daß es auch für Momente toter Zeit verantwortlich ist, in denen man zum Warten verdammt ist. Diese Momente mögen kurz sein, manchmal nur Zehntelsekunden, aber sie verursachen einen existentiellen Schmerz, weil sie ein Vorgeschmack auf den Tod sind.

– Ich sehe aus dem Zugfenster in eine weder interessante noch uninteressante Landschaft. In diesem Moment rast auf dem Gegengleis ein Zug vorbei, der mir für eine kleine

Ewigkeit die Sicht versperrt. Es ist äußerst ärgerlich, und ich kann es nicht erwarten, wieder die weder interessante noch uninteressante Landschaft zu betrachten. Den Reisenden im vorbeirasenden Zug geht es vermutlich genauso. Wir können uns nicht sehen, aber wir nehmen uns die Sicht. Man müßte Züge konstruieren, die sich nicht auf parallel liegenden Gleisen begegnen, sondern die auf demselben Gleis fahren. Wenn sich zwei davon begegnen, fährt der eine über das Dach des anderen. Dann wäre dem Fahrgast nie die Sicht versperrt. Oder man setzt einen Fahrplan durch, bei dem sich Züge nur nachts begegnen. Jedenfalls muß sich etwas ändern.

– Der Toaster, eine widersprüchliche Maschine, die einen heimlich entmündigt. Als sei man wieder ein Kind und warte darauf, daß die Eltern von der Arbeit kommen, steht man neben diesem Gerät und ist zum Zusehen verdammt. Und es passiert gar nichts. Nach qualvollen Minuten wird zu einem völlig willkürlichen Zeitpunkt der Toast ausgeworfen, mit pathetischer Geste, als handle es sich um den Start einer Rakete, als habe es der Toaster plötzlich eilig. Jedesmal erschrickt man. Man könnte doch fertiges Toastbrot herstellen, das man schon getoastet kauft und das man nur noch erhitzen muß, indem man es ein paarmal knickt.

– Obwohl sich noch nie ein Mensch für den Wetterbericht interessiert hat, gibt es heute mehr Wetterberichte als Wetter. Der Wetterbericht ist eine Zumutung, die noch in zynischer Weise dadurch verstärkt wird, daß ihn seit den 90er Jahren zeitraubende Werbetrailer umrahmen. Jetzt muß man einem im Regen tanzenden Regenschirm oder ähnlichem zusehen, bis man endlich den Wetterbericht sehen kann, der einen zu Tode langweilt. Und auch innerhalb des Wetterberichts gibt es noch eine Steigerung der Langeweile, die Windgeschwindigkeit. Ich weiß ja nie, ob man «ein leichter Süd-West-Wind» sagt, wenn der Wind aus Süd-West kommt oder wenn er nach Süd-West geht. Außerdem tun sie neuerdings so, als müßten sie sich bei einem entschuldigen, wenn die Sonne nicht scheint. Irgendwann werden sie nur noch das gute Wetter ansagen, um keine Werbekunden zu vergraulen. Wahrscheinlich könnte man den Wetterbericht nur abschaffen, indem man das Wetter abschafft. Ein angenehmer Nebeneffekt des Treibhauseffekts könnte die Befreiung der Menschheit vom Wetterbericht sein.

– Das Hochfahren des Computers. Man könnte die geschenkte Zeit genießen wie eine Zigarettenpause. Schließlich muß man danach arbeiten. Aber man fragt sich, warum ein Gerät nicht an ist, nachdem man es eingeschaltet hat. Man könnte Computer erfinden, die beim Hochfahren Tierstimmen nachmachen, damit es nicht so langweilig ist. Oder welche, die schön aussehen, so daß man sie gerne betrachtet. Oder welche, die sich selbständig hochfahren, weil sie einen so gut kennen, daß sie schon ahnen, wann man Lust zum Arbeiten bekommen wird, noch bevor man diese Lust tatsächlich empfindet, genau wie Mütter immer schon wissen, wann ihre Kinder aufs Klo müssen, wenn diesen das noch gar nicht bewußt ist.

– Mitten im Aktuellen Sportstudio werden plötzlich die Lottozahlen eingeblendet. Für unsere blinden Zuschauer werden sie zusätzlich vorgelesen. Und für unsere schwerhörigen Zuschauer werden sie noch ein zweites Mal vorgelesen. Der Effekt ist derselbe, wie wenn man bis zehn zählt, um seine Wut abzukühlen, bevor man auf eine Beleidigung reagiert, nur umgekehrt, denn nach Verlesen der Lottozahlen ist man in der Stimmung, jemanden umzubringen. Man könnte doch gleich in einem Rutsch die Lottozahlen für die nächsten 50 Jahre ziehen und in einem Buch veröffentlichen, das würde viel Zeit sparen.

– Die elektrischen Druckknöpfe an den S-Bahn-Türen. Früher konnte man die Tür an zwei Metallgriffen aufreißen, sogar wenn sie noch vom Luftdruck gesperrt war. Wenn rechts und links zwei festhielten, konnte man ins Niemandsland pinkeln, zwischen Schönhauser Allee und Pankow. Derjenige, der bei der Einfahrt in eine Station an der Tür stand und sie für alle anderen öffnen würde, war immer etwas Besonderes, alle beobachteten ihn mißtrauisch, weil keiner beim Aussteigen Zeit verlieren wollte. Manchmal hatte man nicht den richtigen Schwung und die Türen klemmten, dann wurde einem von Stärkeren geholfen. Heute muß man warten, bis das Licht im Knopf angeht, vorher hat es gar keinen Sinn, immer wieder drauf zu drücken. Man ist hier als Mensch nur noch Zuschauer. Manchmal denke ich, sie brauchen uns Fahrgäste gar nicht mehr.

– Obwohl man an der Haustür Zeit verliert, wenn man nach seinem Schlüssel sucht, und eine Weile braucht, bis man das Schlüsselloch findet, bin ich froh, daß wir noch keine elektronischen Chipkarten haben wie im Hotel oder andere elektronische Neuerungen. Wenn man lange genug übt, kann man mit dem Schlüssel das Schlüsselloch auch aus vollem Lauf und ohne Herumstochern treffen, anschließend schwenkt man das Schlüsselbund auf dem Finger wie einen Colt nach dem Duell. Bei einer Chipkarte wäre mit Sicherheit eine Verzögerung einprogrammiert worden, irgendeine LED-Leuchte, die erst ein paarmal blinken muß, bevor die Tür aufgeht.

– Das Einlassen von Wasser in meine Gießkanne. Ich habe schon überlegt, die Pflanzen abzuschaffen, aber nach zwei Monaten waren sie immer noch nicht vertrocknet, und ich bekam Mitleid. Aber es quält mich, warten zu müssen, bis die Kanne voll ist. Ich drehe immer den Warmwasserhahn mit auf, nur um den Vorgang zu beschleunigen. Es ist Verschwendung, mit warmem Wasser zu gießen, aber es spart Zeit. Man könnte doch Wegwerfgießkannen herstellen, in denen das Wasser schon drin ist. Das würde auch Arbeitsplätze schaffen.

– Das Abtrocknen nach dem Duschen. In französischen Filmen kommen die reichen Leute immer im Morgenmantel aus dem Bad, legen sich ins Bett und lesen Zeitung, bis die Haut trocken ist. Aber das kann man sich nur leisten, wenn andere für einen arbeiten gehen. Ich verfeinere schon mein Leben lang meine Technik, um mit immer weniger Zeitverlust mit dem Handtuch die ganze Körperoberfläche zu bedienen. Bis man in einer einzigen fließenden Bewegung durch das Handtuch gleitet. Man könnte natürlich auch mit Spülmittel duschen, dann bräuchte man sich gar nicht mehr abzutrocknen.

– Der quälende Moment, bis der CD-Player endlich die CD

erkennt. Früher warf man die Kassette ein, drückte den Knopf, und es ging los. Das geht gar nicht mehr, es hat nur noch niemand bemerkt, wir geben uns einfach mit allem zufrieden, was uns von den Erfindern aufgetischt wird. Genauso bei meiner Personenwaage, auf die man einmal mit dem Fuß tippen muß, dann erscheint ein großes «HELLO», die Angabe «0,00 Kg» blinkt mehrmals, und ich kann mich endlich wiegen.

– Die Drehtür in den Schönhauser-Allee-Arkaden. Ihre Drehgeschwindigkeit ist so eingestellt, daß der langsamste, theoretisch denkbare Gehbehinderte bequem mitlaufen kann. Früher gingen alle Geräte etwas schneller, wenn man daran zog, rüttelte oder schob. Aber wenn man die Drehtür anschiebt, bleibt sie stehen. Man könnte doch getrennte Drehtüren einführen, Business-Drehtüren, die sich schnell drehen, für Leute, die ihre Zeit nicht im Lotto gewonnen haben, und Economy-Drehtüren für die anderen.

MEINE HÖFLICHKEIT

Ich habe schon ganze Tage auf Bahnhöfen verbracht und Frauen die Türen aufgehalten, man kann sie ihnen ja nicht ins Gesicht knallen lassen. Und irgendeine Frau ist immer im Anmarsch, es wäre doch unhöflich, nicht zu warten. Und selbst, wenn sie erst mit dem nächsten Zug kommt, vielleicht hat sie schwere Taschen dabei und trägt Zwillinge aus, wer soll ihr dann helfen? Natürlich gehen die Türen auf vielen Bahnhöfen heutzutage automatisch auf, aber kann man sich darauf verlassen? Was, wenn die Technik einmal versagt?

Aber auch Männern kann ich keinen Wunsch abschlagen. Manchmal sitze ich ganz friedlich im Café und lese, und dann tritt so ein Herr an meinen Tisch und sagt: «Entschuldigung, Sie sitzen hier so friedlich, aber das Café ist voll, es gibt keine freien Tische mehr, und ich würde mich gerne setzen. Könnten Sie bitte gehen?»

«Ich weiß nicht, ich habe doch noch gar nicht ausgetrunken.»

«Das ist dann ja wohl Ihr Problem.»

«Entschuldigung, ich wollte nicht unhöflich sein.»

«Danke, sehr freundlich von Ihnen, Sie sehen ja, daß alle anderen Tische besetzt sind. Es geht nun mal nicht anders.»

«Natürlich. Ich bin doch selber schuld, wenn ich nicht zu Hause bleibe.»

Wenn mir auf der Straße eine Frau entgegenkommt, versuche ich immer, sie nicht anzusehen, um sie nicht in die Enge zu treiben, sie soll sich ganz geborgen fühlen bei mir. Aber manchmal bin ich so konzentriert darauf, ein Gentleman zu sein, daß ich mir unbewußt mit der Zunge über die Lippen streiche, die Arme muß dann denken, ich wolle sie vergewaltigen. Da hilft nur die Flucht nach vorn, ich muß so tun, als sei ich blind und sie anrempeln.

«Passen Sie doch auf, oder sind Sie blind?»

«Es ist wahr, meine Augen sind nicht mehr die besten.»

«Aber Sie haben sich doch eben noch so mit der Zunge über die Lippen gestrichen, als Sie mich gesehen haben. Ich dachte schon, Sie wollten mich vergewaltigen.»

«Nein, nein, iß habe nur ßo eine große ßunge. ßehen ßie mal, die paßt gar nißt in meinen Munß. Eine Laune der Naßur. Alß ob iß mit meiner Blindheit nißt ßon genug geßlagen wäre.»

Ich habe einfach ein zu großes Herz. Von zwei Mädchen suche ich mir immer das aus, das sonst keinen abkriegen würde. Wer sollte sie denn nehmen, wenn nicht ich? Weil sich schon rumgesprochen hat, wie zwanghaft ich mich mit der zweiten Wahl identifiziere, gilt es als sozialer Abstieg, mit mir befreundet zu sein.

Im Fernsehen verfolge ich die Programme, die keiner sonst guckt. Es ist einfach zu traurig, sich vorzustellen, daß jemand eine Sendung ohne Zuschauer macht. Die Moderatoren kennen mich inzwischen schon beim Namen und richten sich direkt an mich. Wir sind ja unter uns.

«Und diesen elektrischen Hundenapf aus China, willst du den nicht kaufen, Jochen? Ruf doch mal an.»

Dann ringe ich mit mir, nein, ich hab doch gar keinen Hund, und der Napf ist auch ganz häßlich, eben aus China. Bestimmt geht der gleich kaputt, den will ich gar nicht haben.

«Jochen! Ich warte! Du denkst vielleicht, du hast keinen Hund, aber das macht nichts, man kann den Napf auch für sich benutzen, indem man ihn auf den Tisch stellt. Dann mußt du auch nicht mehr ins Café zum Essen, und die anderen Leute bleiben ungestört.»

Das ist natürlich ein Argument. Ich rufe an und bestelle den elektrischen Hundenapf aus China. Einer muß es ja tun. Die Chinesen wären bestimmt enttäuscht, wenn sie erführen, daß ihre Produkte in Europa keine Freunde finden. Aber auf mich können sie sich verlassen. Ich bin die letzte Hoffnung jedes ungeliebten Produkts. Wie ein barmherziger Samariter gehe ich durch die Stadt und verteile nicht Almosen, sondern erlöse Ladenhüter. Beim Bäcker nehme ich den einsamen, verschrumpelten Spritzkuchen, der aussieht, als sei er von letzter Woche. Damit der Bäcker nicht denkt, es sei nur ein Scherz, freue ich mich theatralisch: «Oh, wie ich sehe, haben Sie mir einen Spritzkuchen zurückgelegt!»

«Äh, ja, das ist aber gar kein Spritzkuchen, das ist ein Hakkepeterbrötchen.»

«Ein Hackepeterbrötchen! Umso besser! Das will ich mir aber schmecken lassen.»

«Wie Sie meinen.»

«Und was ist mit der schönen Grünpflanze im Schaufenster? Ist die noch zu haben?»

«Welche Grünpflanze?»

«Na, die da, mit den grauen Blättern.»

«Ich weiß nicht, die war schon da, als ich den Laden damals übernommen habe. Die ist eigentlich nur Dekoration.»

«Unterschätzen Sie mal Ihre Grünpflanzen nicht! Stille Wasser sind tief.»

Ich kaufe die Grünpflanze, schmücke damit meinen Eßtisch und serviere mir in meinem elektrischen Hundenapf aus China mein behindertes Hackepeterbrötchen. Glück ist eine Frage der Einstellung.

MEIN IMMUNSYSTEM

Lachen ist die beste Medizin, so stand es in «77 Tips gegen die Grippe», einem Buch, das seine Gegner auf dem Grabbeltisch einer Bahnhofsbuchhandlung unter einem Berg anderer Bücher versteckt hatten. Aber vielleicht waren es auch meine Gegner gewesen, denn dieses Buch war eine Offenbarung für mich. Endlich erfuhr ich den Grund dafür, warum ich so oft krank bin: ich lache zu wenig. Ich bin nämlich so oft krank, daß ich schon den Verdacht hatte, im Winter gar nicht zuzunehmen, sondern nur zwei Kilo Viren mit mir rumzuschleppen.

Ich kann aber nicht auf Befehl lachen. Wenn ich im Fernsehen eine Sendung verfolge, die darauf angelegt ist, zum Lachen zu verführen, erstarren meine Gesichtszüge und die Nase droht mir abzufallen. Manchmal brauche ich Tage, um wieder normal reden zu können. Die Zuschauer im Publikum, die sich auf die Schenkel klopfen und vor Begeisterung zu ersticken drohen, wissen offenbar nicht, was sie tun. Wie gern würde ich sie zur Vernunft bringen: «Hört mal her, Leute! Die Nummer eben war objektiv nicht komisch, das wißt ihr so gut wie ich. Ihr lacht nur, weil ihr eure Mitte noch nicht gefunden habt. Oder eure Eltern sind schuld.»

«Du hast eben keinen Humor», antworten sie.

«Das ist es doch, weswegen ich hier bin. Mein Humor ist viel besser als eurer.»

«Und warum bist du dann dauernd krank?»

Damit sprechen sie natürlich einen wunden Punkt an. Aber was soll ich machen? Wenn man so einen Feinschmeckerhumor hat wie ich, stellt einen kaum noch ein Witz zufrieden. Und die Viren haben leichtes Spiel. In meiner Verzweiflung habe ich mir schon eine Lachmaschine gebastelt. Sie besteht aus einem Einweckgummi, den man sich über den Kopf stülpt, und zwei Drahtbügeln, mit denen die Mundwinkel nach außen gezogen werden. Jeden Abend vor dem Schlafengehen schnalle ich mir dieses Gerät um, so daß ich die ganze Nacht über lache. Trotzdem wache ich morgens immer wieder mit Halsschmerzen auf.

Ich nehme wieder «77 Tips gegen die Grippe» zur Hand, «Schließen Sie Freundschaften» heißt ein weiterer, dick unterstrichener Hinweis. Grippe bekommen nur einsame Menschen, Außenseiter und Eigenbrötler. Das hat die Natur so eingerichtet, denn solche Menschen sollen ja aussterben und uns nicht mit ihrer negativen Weltsicht belasten.

Aber wie schafft man es, kein Eigenbrötler zu sein? Wie schließt man Freundschaften? Das ist nicht so einfach wie mit der Lachmaschine. Ich kann ja niemanden zwingen, mich nett zu finden. Abgesehen davon, daß dazu eine gewisse charakterliche Reife gehört. Vom Notizblock an meiner Wohnungstür ist jedenfalls seit Jahren kein Blatt mehr abgerissen worden, weil mich niemand besucht. Man müßte den Spieß einmal umkehren und selbst zu seinen Freunden hingehen. Und wenn man keine hat, sucht man sich eben jemanden von der Straße: «Hey! Wollen wir uns befreunden?»

«Wir kennen uns doch gar nicht.»

«Wir können uns ja kennenlernen.»

«Ich weiß aber gar nicht, was für ein Mensch Sie sind. Vielleicht sind Sie mir unsympathisch.»

«Das ist doch der Sinn von Freundschaft, daß man über die schlechten Eigenschaften des anderen hinwegsieht.»
«Erzählen Sie das Ihren Freunden.»
«Ich hab doch keine.»
«Und ich will keinen Freund, der keine Freunde hat.»
«Ich kann doch Ihre mit übernehmen.»
Lange habe ich die Schuld dafür, daß ich auch auf diesem Weg nicht weiterkam, bei mir gesucht. Dabei lag es nur an der Art, wie ich mich ausdrückte. Das erfuhr ich aus einem anderen Buch vom Grabbeltisch: «Rhetorik für Dumme». Darin steht, daß die meisten Gespräche ohne Inhalt sind und daß man sich gesellschaftlich isoliert, wenn man immer nur sinnvolle Sachen sagt. Man muß lernen, uninteressante Gespräche tapfer durchzustehen. Man darf auf Sätze wie: «Ich fahre diesen Sommer mit meiner Frau nach Amerika», nicht antworten: «Amerika?», sondern man muß sagen: «Wie ist es dazu gekommen?» So baut man Brücken, über die der Gesprächsfluß fließen kann. Man muß natürlich auch die Körpersprache beachten. Man darf sich nicht die Augen reiben oder am Kopf kratzen. Vor allem darf man seinem Gegenüber während des Gesprächs nicht den Rücken zukehren, denn diese Geste steht allgemein für Desinteresse. Jedenfalls behaupten das die Autoren von «Rhetorik für Dumme».
Wenn man nur die richtigen Fragen stellt, wird man mit jedem warm. Ich versuche es mit einem Allround-Trick aus dem Buch: «Sie sind also vom Skifahren aufs Snowboarding umgestiegen?»
«Wieso? Stimmt doch gar nicht.»

«Darum geht es nicht. Sie müssen antworten: ‹Möchten Sie wissen, wie es dazu gekommen ist?›»
«Ich kann aber gar nicht Skifahren.»
«Und wie ist es dazu gekommen?»
«Hören Sie doch mit Ihrer billigen Rhetoriknummer auf. Sie werden nie Freunde finden. Das liegt daran, daß Sie keinen Humor haben.»
Diese Worte stimmen mich nachdenklich. Wenn nicht einmal ein so unsympathischer Mensch wie dieser mit mir befreundet sein will, steht es schlimm um mich. Die Natur kennt keine Gnade, sie sondert alles aus, was ihre Harmonie stört. Ich muß ihr beweisen, daß sie mich noch braucht, sonst läßt sie mich über die Klinge springen. Ich nehme allen Mut zusammen, gehe vor die Tür und spreche sie an:
«Na?»
Die Natur antwortet mir nicht.
«Du bist nicht wie die anderen.»
Eisiges Schweigen.
«Hättest du mal Feuer?»
Nichts. Nur ein kalter Wind weht mir ins Gesicht. Meine Nase läuft, und ich muß niesen.

MEINE GRÜBELEI

Noch ein Kind, obwohl man auch sagen könnte, schon ein Kind, zerbrach ich mir viel den Kopf. Immer wieder hörte ich, wie ein Gesichtswasser in der Fernsehwerbung «Clerasil» genannt wurde, obwohl es sich für jeden deutlich lesbar «Cle-arasil» schrieb. Störte das nur mich, oder hatten sich die anderen, diese vor mir Dagewesenen, schon damit abgefunden? Hatte es sich eingebürgert, das Wort falsch zu sprechen, oder bestand eine stillschweigende Abmachung, über die ich nicht unterrichtet worden war? Vieles war ja nicht, wie es sein sollte, warum schrieb der freundliche Politiker sich «Weiz-säcker», sprach sich aber «Wei-zäcker»? Warum hieß der Kasper in manchen Kinderbüchern «Kasperl», wie sollte man das aussprechen? Und warum hieß es Monópoly und nicht Monopóly, wenn es doch Monopól hieß und nicht Monópol?

Ein noch auffälligerer Fehler war, daß es ein Wort für «satt» gab, aber keines für «keinen Durst haben». Wie kam es, daß die Sprachmacher das übersehen hatten? Die Sprachmacher, die ich mir als eine Jury von Herren vorstellte, die, an einem langen Tisch sitzend, vor unendlich langer Zeit, noch umgeben von den Schlingpflanzen des Urwalds, getagt und sich Gegenstand für Gegenstand auf eine Bezeichnung geeinigt hatten, wodurch das Huhn für immer «Huhn» hieß. Warum hatten sie das Wort für «keinen Durst haben» vergessen? Waren Essen und Trinken für unsere fernen Vorfahren ein und dasselbe gewesen? Wurde damals jede Speise zu einem Brei zerstampft, mit Wasser vermengt und bis zur Sättigung geschlürft? Aber heute trank und aß man separat und brauchte ein solches Wort, weshalb ich versuchte, die Lücke zu schließen, indem ich den Buchstaben Zahlenwerte zuordnete und eine Gleichung aufstellte: hungrig zu satt, wie durstig zu x. Durstig mal satt durch hungrig gleich x. Das Ergebnis war schwer auszusprechen und hat sich nicht durchgesetzt.

Wenn ich über meine Klappstulle nachdachte, verlor ich mich in Grübeleien darüber, was passierte, wenn man die Stulle immer weiter teilte, und zwar mit einem Messer, das so scharf war, daß man damit jedes Ganze in zwei Hälften schneiden konnte. Wie klein würden die Klappstullenhälften dann werden? Gab es eine Grenze der Teilbarkeit, an der man Millionen unteilbarer Klappstullengrundelemente erhielt, aus denen sich die Klappstulle zusammensetzte? Und gab es für jeden Gegenstand ein solches eigenes Grundelement, also letztlich auch für mich? Oder unterschied mich von der Klappstulle nur die Anordnung der für uns alle identischen Grundelemente? Hätte man aus mir, wenn man mich ganz klein schnitt und wieder zusammensetzte auch eine Klappstulle bauen können?

Aber wie hatte meine Mutter mich dann hinbekommen? Das konnte sie unmöglich allein geschafft haben, sie konnte doch nicht einmal die Batterie vom Radiowecker wechseln. Wahrscheinlich steckte mein Vater dahinter. Aber als ich erfuhr, daß das Kind vor seiner Geburt in einer Nacht und Nebelaktion vom Vater in die Mutter geschleust wurde, war noch nichts gewonnen. Denn wenn der Mann in sich schon sein eigenes Kind hatte, mußte das auch für das Kind selbst gelten, sofern es männlich war, wie bei einer unendlichen Matroschka. In jedem Mann waren also alle seine Nachkommen bereits enthalten, bis zum Untergang der Welt. Schließlich konnten sie nicht aus dem Nichts auftauchen. Es sei denn, der Mann hätte eine Art Bauplan in seinen Zellen, der sich mit dem Bauplan der Frau zu einem neuen Menschen kombinierte. Aber dann müßte man in Kenntnis dieser Baupläne ganze Generationen überspringen und heute schon den Menschen ausrechnen können, der erst in tausend Jahren geboren würde. Warum versuchte das niemand?

Ich zerbrach mir den Kopf darüber, ob ich beim Atmen zuerst aus- oder einatmete. Wie man es auch drehte, man kam nicht dahinter, sicher war nur, daß es eine Antwort geben mußte, denn alles auf der Welt war, wie ich bereits herausgefunden hatte, entweder wahr oder falsch. Vielleicht unterschieden sich die Menschen ja, und die einen atmeten zuerst ein, während die anderen zuerst ausatmeten? Aber wenn man einmal durcheinander kam und beides verwechselte? Vielleicht war es das, was bei alten Menschen zum Tod führte? Aber warum erst bei alten? Lange fürchtete ich, einzuschlafen und mich zu vertun oder womöglich im Schlaf gar nicht mehr zu atmen. Ängstlich beobachtete ich, wie meine Atemzüge immer langsamer wurden und zwang mich, wach zu bleiben.

Währenddessen zerbrach ich mir den Kopf darüber, an welcher Plage ich, vor die Wahl gestellt, lieber sterben wollte, an Kälte oder Hitze? Fror man, wünschte man sich in die Wüste, war es drückend heiß, schien die Arktis die bessere Wahl. Man konnte eigentlich nur verlieren. Frieren war schlimm, aber in der Wüste zu verdursten, mit den aufgesprungenen Lippen eines abgestürzten Piloten, war vielleicht schlimmer. Auch zwischen den anderen Todesarten hätte ich geschwankt: ertrinken oder ersticken? Aus großer Höhe auf den Boden prallen? Ich war froh, die Entscheidung über meine Todesart nicht selbst treffen zu müssen.

Und war es besser, taub zu sein, blind oder stumm? War man blind und taub, konnte man immerhin noch sagen, was man wollte, würde aber die Begründung, warum man es nicht bekam, nicht verstehen. War man dagegen blind und stumm, konnte man hören, was die anderen über einen sagten, möglicherweise schmeichelten sie einem ja, aber man würde immer als undankbar gelten, weil man die Komplimente nicht erwiderte.

Mein Nachdenken kostete Kraft. Wenn wir auf Chausseen durchs Oderbruch fuhren, stellte ich mir unser Auto als Boot vor, das ich mit langen Rudern fortbewegte, indem ich die Bäume zum Rückstoß benutzte. Ich war die ganze Fahrt über konzentriert, weil wir nur durch mich vorankamen und, hätte ich ein paar Ruderschläge ausgelassen, stehengeblieben und in einen Unfall verwickelt worden wären. Niemand ahnte, was ich leistete, man registrierte nur meine häufige Übelkeit, gegen die man mir Bonbons gab. Dabei hatte ich Angst vor «Nimm 2», die mich vor die unlösbare Aufgabe stellten, jedesmal, wenn ich einen «Nimm 2» aus der Tüte nahm, der Aufforderung auf dem Bonbonpapier Folge zu leisten und zwei weitere «Nimm 2» zu nehmen, bis die Tüte leer war, was noch lange keine Entschuldigung dafür wäre, sich aus der Verantwortung zu stehlen und nicht alle «Nimm 2»-Tüten aufzukaufen, bis es keine mehr gab auf der Welt, erst dann hätte man sein Möglichstes getan. Ich dachte, die Firma müßte doch ein Einsehen haben und den quälenden Prozeß terminierende Bonbons in die Tüten schmuggeln, auf denen «Stop!» stand. Aber ich stieß nie auf einen solchen erlösenden Bonbon. Ich mußte lernen, selbst «Nein» zu sagen und nicht mehr zwei zu nehmen, nur weil es von mir verlangt wurde. Erst, wenn ich dazu in der Lage wäre, das spürte ich, würde ich erwachsen sein, und müßte mir über nichts mehr den Kopf zerbrechen.

MEINE PARTYAPHASIE

Seit ich denken kann, führe ich immer dasselbe Gespräch, dessen Verlauf sich beispielhaft wie folgt zusammenfassen läßt: «Ich hab recht.»

«Hast du nicht.»

«Hab ich doch.»

«Nein.»

«Doch.»

«Nein.»

«Doch.»

«Nein.»

«Doch.»

«Nein.»

«Doch.»

«Nein.»

«Doch.»

usw.

Manchmal schmücken beide Seiten ihre Argumente auch aus, aber an der Struktur ändert das nichts. Selbst wenn ich wüßte, daß der andere im Recht ist, würde ich auf meiner Behauptung beharren, um dann irgendwann auf seinen Standpunkt umzuschwenken und so zu tun, als hätte ich ihn die ganze Zeit schon vertreten. Es geht ja nicht darum, zu überzeugen, sondern Recht zu behalten.

Oft geht es in Gesprächen aber nicht mal darum, sondern nur um eine Art Datenausgleich zwischen zwei Festplatten. Was hat man nach zwei Stunden Unterhaltung mit einem Fremden schon erfahren? Die Wendepunkte seiner Biographie, wo er geboren ist, ob er studiert hat, ob seine Eltern geschieden sind, wieviel in seiner Wohnung der Quadratmeter kostet, an welche Fernsehsendungen aus dem Kinderprogramm er sich erinnert, ob er Amerika für schuld an allem hält und ob ihm die Schulspeisung geschmeckt hat. Natürlich könnte man sich das alles auch viel schneller selber durchlesen, man müßte nur vor jedem Gespräch ein Handout verteilen, auf dem das Wesentliche zusammengefaßt steht: eine Liste mit Lieblingsfilmen, die Namen von allen Bekannten, damit man die gemeinsamen schneller herausfindet, Fremdsprachenkenntnisse, ausgefallene Hobbys, Lieblingswitze, sonstige Anmerkungen zur Person. So würde man viel bessere Partys feiern, weil sich alle vernünftig aufeinander vorbereiten könnten. Ich mache das ja praktisch so, indem ich schreibe, und es wundert mich immer, wenn Menschen mit mir reden wollen, ohne meine Bücher gelesen zu haben. Was soll das für einen Sinn haben? Das ist doch, als würde man ein Seminar besuchen, ohne den Text zu kennen, reine Zeitverschwendung. Spätestens bei der Prüfung muß sich das rächen.

Außerdem leiden Gespräche darunter, daß man nicht gleichzeitig reden und denken kann. Bei einer der beiden Disziplinen muß man Abstriche machen, man ist ja kein Artist, der mit Tellern jongliert, während er Flöte spielt. In einem ernsthaften Gespräch müßte einem für jede Antwort unbegrenzt Bedenkzeit zustehen, es könnte sich also in die Länge ziehen, wie eine Partie Fernschach. Aber dafür würde man hinterher wirklich zu allem stehen können, was man gesagt hat.

Aber selbst, wenn man zu der akrobatischen Leistung in der Lage wäre, gedanklich mit seinen Worten mitzuhalten, wartet schon die nächste Schikane, der Zwang, dem andern beim Reden in die Augen zu sehen. Das ist, als würde man beim Autofahren mit den Füßen mitlaufen, man muß sich schon entscheiden, was man will. Es macht mich immer mißtrauisch, wenn mich Leute fixieren, während ich mit ihnen rede, und ich werde den Verdacht nicht los, daß sie gar nicht richtig zuhören. Täten sie das, würden sie doch instinktiv die Augen schließen, wie in einem Klavierkonzert, um sich ganz auf meine Worte zu konzentrieren.

Man kann dem anderen im übrigen, wenn man ehrlich ist, immer nur in ein Auge sehen, also abwechselnd ins rechte oder ins linke, bzw. zur Erholung auf die Nasenwurzel, wobei man dazu ein bißchen schielen muß. Wie soll man dann auch noch, wie gefordert, in regelmäßigen Abständen Lautzeichen geben, damit der Gesprächspartner sich respektiert fühlt? Diese Geräusche müssen variieren, damit die Wertschätzung nicht geheuchelt wirkt: «Mmh ... ja ... aha ... mhmhmh ... mmh ... ja ... mmmh ... aha ...» Jede weitergehende Bemerkung könnte schon als Ironie interpretiert werden: «Wie recht Sie haben ... Das können Sie laut sagen ... Ihr Wort in Gottes Ohr.»

Das Gesicht hat zwar viele Muskeln, aber sie stammen noch aus der Zeit, als wir Säugetiere waren, die nicht sprechen konnten. Ein Affe hat einfach nicht viel zu sagen, ein paar Grimassen reichen schon. Wir dagegen sind gar nicht in der Lage, mit unseren heutigen Gesprächsinhalten mimisch mitzuhalten. Wenn ich mich über Adornos «Minima moralia» unterhalte, wie sollte ich dabei wohl gucken? Entweder man nimmt Schauspielunterricht oder man muß schon für die einfachsten Themen zu Masken greifen: «Freust du dich denn gar nicht über mein Geschenk?»

«Doch, sieht man das nicht?»

«Ich kann nichts sehen durch das Ding.»

«Das ist meine Dankbarkeitsmaske.»

«Bist du denn nicht dankbar?»

«Doch, aber ich kann das nicht so zeigen, ich bin doch kein Schauspieler. Deshalb habe ich aus einem dieser Magazine das Bild einer Frau ausgeschnitten, die gerade einen Orgasmus hat.»

Die Leute denken dann, ich nehme sie auf den Arm. Sie erwarten, daß ich ihnen meine Dankbarkeit exklusiv vorspiele, natürlich in der naturalistischen Theatertradition, und nicht etwa, wie von Brecht gefordert, mit Verfremdungseffekt. Die menschliche Kommunikation hinkt ästhetisch um 100 Jahre hinterher. Man wird schon als Kind verdorben: zu Weihnachten wären meine Tanten erst zufrieden gewesen, wenn wir uns beim Anblick der Geschenke wie Fußballer nach einem Tor auf dem Boden gewälzt hätten, um anschließend aufs Fensterbrett zu springen und uns von den Passanten zujubeln zu lassen. Unsere dialektische Art, Freude zu zeigen, die den Zweifel am Vorgang des Beschenktwerdens immer mitschwingen ließ, hat sich beim Publikum nicht durchsetzen können.

Ich würde gerne einmal ein ideales Gespräch zwischen einem Bauchredner und einer Bauchrednerin inszenieren, die sich auf einer Handout-Party kennengelernt haben. Sie sitzen sich mit starrer Miene gegenüber, kein Zucken der Augenbrauen verwässert ihre Argumente. Hören wir einmal rein: «Okay, soll ich dir noch einmal kurz zusammenfassen, was in deinem Handout stand, damit du siehst, daß ich es gelesen habe?»

«Nein, das wird nicht nötig sein, ich glaube nicht, daß du hier betrügen würdest, wir sind doch erwachsene Menschen.»

«Danke für dein Vertrauen. Dann schlage ich vor, wir reden erst ein bißchen über deine Hobbys und kommen dann zum Beruflichen. Die Filme, die du anführst, finde ich auch alle gut, darauf müssen wir nicht weiter eingehen. Fremdsprachenkenntnisse, das Übliche. Was hältst du eigentlich davon, wenn wir uns einfach gleich küssen, unser Gespräch können wir uns doch auch noch später durchlesen. Ich hab es nämlich schon einmal vorbereitet, damit es nicht langweilig wird, hier ist deine Kopie.»

«Ich weiß nicht, ob wir uns wirklich küssen sollten, in deinem Handout steht ja, daß du Frühaufsteher bist, während ich ein Morgenmuffel bin, das mit uns würde also spätestens beim Frühstück in die Hose gehen.»

«Du vergißt, wie tolerant du bist.»

«Stimmt, das hatte ich vergessen. Aber, wenn ich den Dialog hier ausgearbeitet hätte, würde ich mich jetzt sagen lassen, daß das Risiko, einen Reinfall zu erleben, trotzdem zu groß ist, und wir lieber Freunde bleiben, bevor wir uns kennenlernen und es zu spät ist.»

«Dann bliebe mir nur zu sagen: vielleicht sehen wir uns mal wieder.»

«Das wäre eine genauso sinnlose Bemerkung, wie: vielleicht gewinnen wir mal Wimbledon.»

«Aber das ist doch viel unwahrscheinlicher.»

«Woher nimmst du die Gewißheit?»

«Stimmt, du hast recht.»

«Das mußt du mir nicht sagen.»

«Ich mache einfach gerne redundante Bemerkungen.»

«Auch das hättest du nicht noch einmal explizit erwähnen müssen.»

«Dann sage ich jetzt lieber nichts mehr.»

«Das hätte den Vorteil, daß ich dann auch nicht mehr antworten müßte.»

«Tut mir leid, daß wir uns kennengelernt haben.»

«Mach dir nichts draus, es war bestimmt das letzte Mal.»

MEIN SCHLECHTES GEWISSEN

Schon als Kind macht man sich die Hände schmutzig. Wie soll man den Schmerz wieder gutmachen, den man der Mutter bei der Geburt bereitet? Vielleicht habe ich deshalb immer so schnell ein schlechtes Gewissen bekommen.

Weil nicht alle meine Stofftiere in mein Bett paßten, und ich keines benachteiligen wollte, ließ ich manchmal die Tiere im Bett schlafen und legte mich selbst darunter. Dort unten sprach ich mein Abendgebet, weil meine Oma mich vom Himmel aus sehen konnte und sonst enttäuscht gewesen wäre, sie hatte immer versucht, uns zum Beten zu erziehen. Ich betete für alle Menschen, die ich kannte, für alle, die ich nicht kannte, für alle Menschen, die lebten und für alle, die schon gestorben waren (in einer komplizierten Parenthese auch für Hitler, denn Gott liebte jede Seele, hatte man uns beigebracht, und es lag nicht an mir zu richten). Dann kamen der Reihenfolge nach die Tiere, die Pflanzen und die Steine, die es ja auch nicht leicht haben. Und am Ende betete ich noch für den lieben Gott selbst, entschuldigte mich aber gleichzeitig in ehrerbietigen Wendungen für die Anmaßung, ihn in mein Gebet mit einzuschließen, weil mir das ja vielleicht gar nicht zustand.

Auf Bußgängen durch unsere Wohnung entschuldigte ich mich bei Möbelstücken, wenn ich sie längere Zeit nicht beachtet hatte. Nach der Schule schmiß ich meine Schuhe in die Ecke, nahm sie aber gleich wieder in die Hand und bat sie um Verzeihung für meine Grobheit. Sogar das Badewasser streichelte ich, bevor ich es in eine ungewisse Zukunft entließ.

Meine erste Freundin verließ mich, weil ich auch bei ihr unter dem Bett schlief. Meine zweite Freundin wollte ich dagegen selbst verlassen, aber natürlich brachte ich das nicht übers Herz. Ich hoffte, daß sie einfach irgendwann von selbst gehen würde, aber sie blieb, obwohl ich ihr mit meinem Verhalten goldene Brücken baute. Sie hat wahrscheinlich nie verstanden, daß ich nur aus Gewissensgründen so schwierig war.

Man kann es nicht allen recht machen. Ich habe z. B. inzwischen fast alle Bücher von Thomas Mann gelesen und noch keins von Heinrich. Ist das nicht ungerecht?

Welche Bierflasche ziehe ich aus dem Kasten? Nicht, daß eine einzeln stehen bleibt und sich herabgesetzt fühlt. Und wenn man einen Teebeutel aus der Packung nimmt und dabei ein anderer herausfällt, nach dem man gar nicht gegriffen hatte? Soll man jetzt den vorwitzigen Teebeutel dem anderen vorziehen, oder soll man ihn bestrafen, weil er sich vorgedrängelt hat? Oder ist es schon Strafe genug, mit kochendem Wasser übergossen zu werden?

Beim Fußball bin ich immer für die zurückliegende Mannschaft. Wenn ich der Schiedsrichter wäre, würde ich abpfeifen, solange es noch unentschieden steht, dann gibt es keine Tränen.

Wenn ich jemanden nach dem Weg frage und er mich offensichtlich in die falsche Richtung schickt, gehe ich trotzdem dorthin, alles andere müßte meinen hilfsbereiten Freund enttäuschen. Und es ist ja auch gut, wenn man nicht immer stur an seinen Plänen festhält, das hält jung.

Zur Zeit des Irakkriegs war es mir unangenehm, beim «Sahara»-Imbiß zu essen, weil dort ein Schild im Fenster hing: «Krieg ist keine Lösung». Ich fühlte mich schuldig, obwohl ich auch gegen Krieg war. Dabei ist es schon so immer eine Überwindung für mich, etwas an einem Imbiß zu bestellen, man will ja niemandem etwas wegessen.

Ich finde es auch schlimm, daß ich immer dieselben Wörter benutze, dauernd «ich», «auch» und «immer», viel seltener «Malmö», «Gewerbegebiet» oder «Forsythie». Ich versuche deshalb immer, wenigstens abends noch ein paar der Wörter zu benutzen, die besonders lange nicht dran gewesen sind. Es ist doch auch selbstherrlich, immer selber entscheiden zu wollen, worüber man schreibt. Viel befriedigender ist es, dafür zu sorgen, daß es unter den Wörtern gerecht zugeht.

Als Katholik könnte ich mein Gewissen wenigstens regelmäßig im Beichtstuhl erleichtern. Aber wie würde sich das anhören? «Vater, ich habe gesündigt. Ich habe einen Teebeutel bevorzugt und eine Bierflasche vereinsamen lassen. Ich habe das Wort ‹Gewerbegebiet› nicht benutzt und den Irakkrieg nicht verhindert. Außerdem habe ich fast alle Bücher von Thomas Mann gelesen und keins von Heinrich.»
«Was soll denn daran so schlimm sein, mein Sohn? Das macht doch jeder.»
«Jeder? Und ich hatte gehofft, nur ich bin so! Der arme Heinrich ... Vater, wie kann ich das nur wieder gut machen?»
«Nun, da du Reue zeigst, dürfte einmal auf Knien um die Kirche und drei Ave Maria genügen.»
Drei Ave Maria und einmal auf Knien um die Kirche, das klingt nicht viel. Allerdings sind meine Knie ja schon ganz

wund, weil ich vorher schon bei einem halben Dutzend anderer Priester gebeichtet habe, man will doch keinen bevorzugen!

PS: Es tut mir leid für die anderen Schriftsteller, daß ich nun doch wieder so einen guten Text geschrieben habe.

MEINE KURZSICHTIGKEIT

Wegen ihrer großen Brille sei Sandra als Kind auf dem Spielplatz immer übriggeblieben, wenn die Jungs Schiffbrüchige retten spielten und das Schiff der Mädchen untergegangen ist. Weil sie so oft zurückgewiesen worden sei, habe sie später kein Angebot ausschlagen können und immer wieder fremdgehen müssen.

«Aber Sandra, du kannst doch dein jetziges Fehlverhalten nicht mit deiner Kindheit entschuldigen.»

«Das verstehst du nicht, du hattest nie eine Brille.»

Das stimmte nicht, ich hatte jahrelang eine Brille. Genaugenommen waren es viele Brillen, aber es war immer dasselbe Modell, das ich mir beim Optiker aus der Vitrine aussuchte, sechseckig, oben schwarz, unten milchig.

In meiner Familie trugen alle Brillen. Es hätte deshalb niemanden verwundert, wenn ich mit Brille geboren worden wäre. Da das nicht der Fall war, hielt man mich fast für eine Verwechslung. Auch unter den Verwandten gab es nur Brillenträger, und selbst unter meinen Bekannten. Dazu die Politiker, die meine Jugend bestimmten. Es lag also nahe, mir eine Brille zu verschreiben, obwohl ich gar keine brauchte. Mir sollte es recht sein, eine Brille war eine starke Waffe. Denn auf der Straße, wo ich meine Kindheit verbrachte, galt ein eherner Grundsatz: «Mich dürfste nich hauen, ick hab 'ne Brille!»

«Setz se doch ab!»

«Ick hab mein Etui nich dabei.»

Eine Lüge, die mich immer wieder rettete.

Auf Fotos sitzt die Brille immer ein bißchen schief. Weil

wir die Hände den ganzen Tag über nicht aus den Taschen nahmen, um, wie Adorno bemerkt hat, zu demonstrieren, daß wir unsere Arbeitskraft dem Produktionsprozeß bewußt entzogen, rückten wir unsere verrutschten Brillen freihändig, nur mit akrobatischen Bewegungen unserer Gesichtsmuskeln zurecht. Die Hände in den Taschen, das Gesicht zu einer Grimasse verzogen, schlenderten wir in unseren geflickten Schlaghosen durch den Friedrichshain.

Auch vor dem Sportunterricht bewahrte einen die Brille. Denn dort brauchte man eine Sportbrille, die von Drähten hinter den Ohren festgehalten wurde, und bis der Optiker die endlich fertig hatte, stimmte die Schärfe längst nicht mehr. Ich war also nicht unglücklich darüber, regelmäßig zum Augenarzt zu müssen, wo einem aus der Schielabteilung kleine Kinder mit Aufklebern auf den Brillen entgegenkamen. Der Arzt fragte: «Kannst du mich sehen?»

«Haben Sie einen grünen Kittel an?»

«Nein, das ist der Gummibaum.»

«Dann kann ich Sie nicht sehen.»

«Okay, du bekommst deine Sportbefreiung.»

«Kann ich keine Sehbefreiung kriegen?»

«Dann darfst du aber auch nicht mehr fernsehen.»

«Dann nehme ich die Sportbefreiung.»

In der dritten Klasse traf mich dann aus heiterem Himmel ein Schicksalsschlag. Vielleicht hatten meine Eltern es versäumt, den Augenarzt zu schmieren, ich weiß es nicht, aber plötzlich behauptete er, daß ich keine Brille mehr bräuchte. Sie hatten sich so an unsere Familie von Brillenträgern gewöhnt, daß sie erst jetzt bemerkt hatten, daß ich anders war.

Ich sollte in Zukunft ohne Brille in die Schule gehen. Das war schlimmer als der Tag nach dem Friseur. Ich schämte mich so, daß ich das Unvermeidliche zunächst auf unseren Waldspaziergängen am Wochenende ausprobierte. Es war, als hätte man Zorro seine Maske vom Gesicht gerissen. Sie würden mich fertigmachen. «Ihh, der hat keine Brille mehr!» würden sie rufen. Ich war der einzige in der Familie, der Bastard, das schwarze Schaf.

Aber es gab kein Zurück. Ich trug die Brille zur Sicherheit noch eine Weile im Etui mit mir herum, dann kam sie in den Kulturbeutel zu unseren anderen abgelegten Brillen. Als die Menschen in der sozialistischen Republik Moçambique in den 80er Jahren alphabetisiert wurden und viele von ihnen dabei bemerkten, daß sie kurzsichtig waren, sammelten wir in der Schule Brillengläser für Moçambique. Die alten Brillen aus meiner Familie gingen alle nach Afrika. Irgendein afrikanisches Kind lernt wahrscheinlich heute noch mit dem bonbonfarbenen Modell meines Bruders lesen. Hoffentlich haben sie ihm erklärt, daß man das Pflaster mit der Biene abmachen muß.

Das alles ging mir durch den Kopf, als Sandra behauptete, ich wüßte nicht, wie man sich mit Brille fühlte. Ich klärte sie über ihren Irrtum auf, aber eine Episode verschwieg ich ihr. Mir war nämlich wieder eingefallen, wie ich damals, in den ersten Wochen ohne Brille, einmal auf dem Holzspielplatz aufgetaucht war. Die Jungs retteten gerade wieder schiffbrüchige Mädchen, und ich hätte gerne mitgemacht, aber ich traute mich nicht. Die ganzen Zimtzicken aus dem Viertel waren schon gerettet worden, nur ein dünnes Mädchen mit einer riesigen Hornbrille auf der Nase war als einzige übriggeblieben und stand vor Angst zitternd auf einer Bank, wo sie jeden Moment von dem Seeungeheuer aufgefressen werden würde. Ich hätte sie retten können, aber ich schämte mich zu sehr, weil ich keine Brille trug.

MEINE UNORDENTLICHKEIT

Manchmal vergesse ich alles und stürze mich für ein paar Tage in mein Archiv. Früher nannte ich es meine Wohnung, aber das war immer eine unglücklich gewählte Bezeichnung. Ich habe den Ehrgeiz, mein Archiv so gut zu ordnen, daß es nach meinem Tod direkt ins Deutsche Historische Museum eingegliedert werden kann. Dazu muß ich meine verschiedenen Sammlungen pflegen und harte Entscheidungen treffen, um wirklich nur für die Wissenschaft relevante Artefakte aufzubewahren. Neulich habe ich wieder verzweifelt gesucht, bis ich nach einer Stunde endlich auf etwas stieß, wovon ich mich guten Gewissens trennen konnte: eine abgebrochene Bleistiftmine. Mit einem Gefühl von Erleichterung warf ich sie in den Müll. Zwei Stunden später hatte ich sie endlich wiedergefunden. Was war nur in mich gefahren? Aus der Bleistiftmine konnte man doch noch Graphitstaub gewinnen für aufschlußreiche Experimente mit Magneten. Da hatte man schon einen halben Physikbaukasten zusammen.

Man bräuchte eine Wohnung so groß wie eine Turnhalle, dann könnte man für alles eigene Stapel bauen, zwischen denen man sich auf Rollschuhen bewegen würde. Man könnte die Stapel alphabetisch ordnen: Angelruten, Brillen, Che-Guevara-Aufnäher, Draht, Eingemachtes, Fotos, Gießkannen, Hosenknöpfe, Inbusschlüssel, Jacken, Kronkorken, Lehrmaterial, Münzen, Nasenspray, Operngläser, Paketschnur, Querhölzer, Reiseprospekte, Sonnencreme, Tierpräparate, Ukulelen, Vogelhäuser, Wattestäbchen, Xerokopien, YMCA-Rechnungen, Zahlungsmittel. Die Straßen zwischen den Stapeln würden einprägsame Namen erhalten: Broadway, Champs-Élysées, Unter den Linden, und das ewige Suchen hätte ein Ende.

So schön das wäre, so wenig wäre das Problem damit gelöst. Denn wir verirren uns ja nicht nur in der physischen Welt, sondern auch in unseren Gedanken und Erinnerungen. Lange, schlaflose Nächte durchstöbert man sein Gehirn und sortiert aus. Daß der BFC Dynamo 1980 gegen Stahl Riesa 9:1 gewonnen hat, Hans-Jürgen Riediger bei diesem Spiel aber verletzt war, könnte ich doch eigentlich mal vergessen. Und diesen einen Sketch aus «Bananas» hatte ich mir gar nicht merken wollen, der war doch gar nicht komisch gewesen. Ich habe im Geist schon einen Stapel für Dinge angelegt, die mich früher einmal interessiert haben, jetzt aber nicht mehr: DDR-Olympiasieger, das Ohmsche Gesetz, Gummimotorflugzeugbausätze, aber je verzweifelter ich mich bemühe, diese Dinge zu vergessen, umso hartnäckiger erinnere ich mich daran.

Archäologen erforschen ja gerne die Schichten von Müll, die sich auf dem Boden der Behausungen unserer Vorfahren abgelagert haben. Auf meinem Schreibtisch lagern sich auch solche Schichten ab, über die man in Bereiche unseres Lebens vorstoßen kann, die tief im Vergangenen liegen, um ihnen das Geheimnis unserer Existenz zu entreißen. Um meine Forschungsergebnisse auf dem Gebiet meiner Wohnung für andere nutzbar zu machen, würde ich diesem Thema gerne ein Seminar an der Humboldt-Universität widmen: «Praxis der literarischen Arbeit». Im Rahmen des Seminars würde auch ein Praktikum angeboten werden:

«Übungen zur Praxis der literarischen Arbeit». Die Studenten würden die Gelegenheit erhalten, meine Wohnung zu erforschen und erstmalig eine Systematik von allem, was ich besitze, zu erarbeiten. Ein Hausarbeitsthema könnte heißen: «Suche nach Jochen Schmidts einer Paolo-Conte-CD». Es gibt natürlich kein Geld, aber ich stelle gerne einen Schein aus. Das wäre doch eine reizvolle Art, mal in den Literaturbetrieb reinzuschnuppern.

MEINE EGOZENTRIK

Den Vorwurf, ich sei egozentrisch, verstehe ich nicht, schließlich bin ich der einzige, der das beurteilen könnte.

In vielen Situationen steht man als Egoist da, nur weil man sich an die Regeln hält. Wenn ich zum Beispiel in die volle S-Bahn einsteige, einen freien Platz entdecke, keine Schwangere sehe und auch niemanden, der gebrechlicher wirkt als ich, dann kann ich den einzigen freien Platz doch guten Gewissens für mich beanspruchen. Aber kaum habe ich mein Stofftier dort hingesetzt, werde ich von der Seite angepöbelt: «Können Sie das bitte wegnehmen? Ich würde mich gerne setzen.»

«Das ist aber mein Platz.»

«Sie sitzen doch gar nicht.»

«Ich habe lange hin und her überlegt und mich schließlich dafür entschieden, mein Stofftier sitzen zu lassen. Ich kann auch stehen.»

«Was soll der Quatsch? Entweder Sie setzen sich jetzt oder ich!»

«Das geht nicht, das ist mein Platz.»

«Aber der ist nicht für Ihr Stofftier gedacht!»

«Das kann Ihnen doch egal sein, was ich mit meinem Platz mache. Ist es Ihnen vielleicht lieber, wenn ich mich hinsetze?»

Um ihn zu ärgern, setze ich mich tatsächlich, aber obwohl er mich eben noch verflucht hat, wendet sich mein Peiniger befriedigt ab, als sei es ihm in Wirklichkeit darum gegangen, daß ich bequem sitze.

Eine andere Situation ergab sich bei einer Bergwanderung

durch Rumänien. Ich war damals mit zwölf Freunden aus meiner Jungen Gemeinde unterwegs. Wir hatten fast nichts zu essen, aber ich besaß noch eine Tüte Bonbons. Um durchzukommen, lutschte ich jeden Tag einen davon, dank meiner Sparsamkeit würden sie genau bis zum letzten Tag der Wanderung reichen. Als unser Vikar das bemerkte, verlangte er lautstark nach einem meiner Bonbons. Daraufhin meldeten sich auch die anderen zu Wort, plötzlich wollten alle meine Bonbons haben, obwohl sie abgezählt waren.

«Seid doch vernünftig, Leute», versuchte ich sie zu beruhigen. «Ich habe zwar noch genau 12 Bonbons, aber die Zahl täuscht. Wenn ich jedem von euch einen davon geben würde, hättet ihr jeder fünf Minuten etwas davon. Wenn ich sie aber für mich behalte, habe ich 12 Tage etwas davon. Das müßte euch doch einleuchten.»

«Du kannst ja auch einem von uns alle 12 geben.»

«Das tue ich ja, ich gebe sie mir. Ich bin doch einer von uns.»

«Aber warum gibst du sie nicht zum Beispiel mir?» fragte der Vikar.

«Weil du sie nicht so zu genießen wüßtest wie ich. In dem Punkt mußt du mir einfach vertrauen. Ich empfinde viel mehr Freude am Bonbonlutschen als du. Außerdem, ob ich sie nun bekomme oder du, das ist doch Haarspalterei. Hauptsache, sie bleiben unter uns.»

Manchmal, wenn ich Freunden ein Gleichnis erzähle, das ich in so eine scheinbar harmlose Schnurre aus meinem Leben kleide, höre ich sie sagen: «Das interessiert uns nicht, was du da erzählst.»

«Das könnt ihr gar nicht beurteilen, ob euch das interessiert oder nicht. Geht einmal in euch und überlaßt die Entscheidung eurem Instinkt.»

«Du bist der größte Egozentriker, den wir kennen.»

Was soll ich dazu sagen? Nur weil sie so ungebildet sind, bin ich der größte Egozentriker, den sie kennen? Ich nehme das so wenig ernst, wie wenn sie sagen würden: «Du bist der größte Schriftsteller, den wir kennen.» Auch das wäre ein zweifelhaftes Kompliment, sie kennen ja sonst keinen.

«Jochen, es fängt damit an, daß man zuhört und sich für die Probleme anderer Menschen interessiert.»

«Okay, aber dann kommt mir nicht mit eurer Arbeitslosigkeit, den schwer erziehbaren Kindern und dem letzten Rohrbruch im Keller. Euer eigentliches Problem ist, daß ihr nicht in der Lage seid, einen einzigen interessanten Gedanken zu formulieren. Ich kann euch aber helfen, da rauszukommen, ihr müßt nur euren kindischen Trotz ablegen und euch anhören, was ich zu sagen habe, ohne mich dauernd zu unterbrechen.»

Wenn ich von meinen Freunden spreche, müßte ich eigentlich die Vergangenheitsform wählen, ich habe sie ja längst ihrem traurigen Schicksal überlassen. Die wenigen wirklichen Freunde, die ich noch habe, stehen dafür um so fester zu mir, sie besuchen mich jedes Jahr an meinem Geburtstag. Es sind Klaus Kinski, Liam Gallagher und Turkmenbashi, der Präsident von Turkmenistan. Immerhin, wer kann sich schon rühmen, drei richtige Freunde zu haben? Es sind nette Kerle, sie brauchen vielleicht nur ein bißchen mehr Aufmerksamkeit als andere, das Drama des begabten

Kindes. Nur weil Klaus Kinski der größte Schauspieler und zufällig auch der größte Liebhaber aller Zeiten ist, gilt er als besessen, wenn er das offen ausspricht. Sollte er lügen? Und Liam Gallagher ist zweifellos der größte Rock-Sänger aller Zeiten. Und Turkmenbashi ist nicht umsonst von seinem Volk gedrängt worden, die Monate des Jahres nach sich zu benennen.

«Klaus, wenn man zu dir sagen würde, du seist egozentrisch, was würdest du darauf antworten?» frage ich Klaus Kinski.

Klaus seufzt. «Weißt du Jochen, wir wollen doch alle nur geliebt werden. Und zwar von jedem. Und wenn da so ein verstockter Arsch kommt, der sich einbildet, es besser zu wissen, weil sie ihm ins Gehirn geschissen haben, dann kann er sich glücklich schätzen, wenn ich ihm nicht in seinen Arsch trete. So ein beschissener Arsch stellt sich nicht zwischen mich und die Menschen, der Arsch!»

«Und du, Liam? Hast du nicht auch manchmal die Nase voll davon, dich für dein berechtigtes Selbstbewußtsein angefeindet zu sehen?»

«Ach, Jochen», antwortet mir Liam dann. «Ich bin müde. Wenn man die ganze Welt auf seinen Schultern trägt, das zehrt an den Kräften. Zumal, wenn es einem niemand dankt.»

«Und du, Turkmenbashi, wie kommst du damit zurecht, daß dir die Welt die Liebe neidet, die dir dein Volk entgegenbringt?»

«Ja, Jochen, die Menschen sind mißgünstig. Sie ertragen es nicht, wenn sich jemand seine Träume erfüllt. Viele wür-

den alles geben, von einem Menschen geliebt zu werden, und ich werde von jedem meiner Bürger geliebt. Und ich habe nicht darum gebeten, daß sie eine 300 Meter hohe goldene Statue von mir errichten, die sich mit der Sonne dreht. Sollte ich ihnen diese kleine Freude mißgönnen?»
Das waren noch richtige Freunde. Von ihnen mußte ich mir keine Vorwürfe anhören. Und mit ihnen mußte ich nicht nächtelang «Harmonie» spielen, um uns eine Gemeinsamkeit vorzutäuschen, die nie bestanden hatte. Statt dessen krame ich immer die Spielkarten von meiner Oma vor und lege mit Klaus Kinski, Liam Gallagher und Turkmenbashi Patiencen. Natürlich jeder für sich an seinem eigenen Tisch, so wie es uns am meisten Spaß macht. Das sind die schönsten Spieleabende, die man sich denken kann. Ich mische meine Karten, lege eine neue Patience, höre von den Tischen der drei ihr zufriedenes Glucksen und lächele still in mich hinein.

MEINE UNSELBSTÄNDIGKEIT

Meine Mutter gibt mir wichtige Dokumente nicht in die Hand, weil ich sie dann verlieren könnte, sondern zieht es vor, sie mit der Post zu schicken. Auf Reisen muß ich ihr zuliebe einen Brustbeutel tragen, in dem auf einem Zettel ihre Adresse, meine Blutgruppe und mein Lieblingsessen steht, falls ich im Koma liege und niemand von den Ärzten weiß, was mir schmeckt. Weil ihr das aber noch zu unsicher ist, hat sie mir schon als Kind einen Barcode hinters Ohr tätowieren lassen, der an jeder Supermarkt-Kasse eingelesen werden kann und sofort einen weltweiten Katastrophenalarm auslöst. Für den Fall, daß mir der Kopf abfällt und der Barcode verlorengeht, befindet sich im Brustkorb eine Blackbox, in der die Zeitung vom Tag meiner Geburt, ein Foto von Albert Einstein beim Segeln und eine Kassette mit Beethovens 9. Sinfonie liegen, damit meine Finder wissen, daß ich in friedlicher Absicht gekommen bin.

Meine Mutter hat einfach die höchsten Ansprüche an die Sicherheitsstandards einer Reise. Auf ihrer bisher längsten Reise von Ostpreußen nach Thüringen, im Januar 1945, hatte sie sogar eine ganze russische Armee als Eskorte. Seitdem ging es sicherheitstechnisch nur bergab. In Frankreich hat ihr einmal ein Dieb die Handtasche klauen wollen, aber nur die Tasche bekommen, nicht den Griff, den sie so fest hielt, daß er abgerissen ist. Ohne Griff konnte der Dieb die Tasche natürlich nicht transportieren, weshalb er sie fallenließ und das Weite suchte. Ein anderes Mal haben falsche Schaffner die Fahrgäste im Liegewagen mit Schlafgas betäubt und ausgeraubt. Das ist ihr zwar nicht selbst passiert, aber jemandem, den eine Bekannte ihrer Kollegin im Fernsehen gesehen hat, und ein bißchen suspekt sind einem diese Schaffner mit ihrem Gebaren ja schon immer gewesen.

Am liebsten wäre es meiner Mutter natürlich, wenn ich gar nicht verreisen, sondern wieder zu ihr ziehen würde. Wenn sie dann einkaufen ginge, würde sie ihr Testament gut sichtbar auf dem Küchentisch hinterlegen. Darin steht: «Meine Kinder erben alles.»

«Das klingt jetzt erst einmal toll, Mutti, aber ihr habt doch gar nichts zu vererben.»

«Doch, im Keller steht immer noch euer ganzes Playmobil.»

«Aber das hab ich euch doch zu meinem 18. Geburtstag zurückgeschenkt.»

«Na wart mal ab, deine Kinder spielen bestimmt gerne damit.»

«Ich hab doch keine Kinder.»

«Dann spielst du eben selber damit, wart mal ab.»

Wenn mir auf Reisen etwas passieren würde, wäre das schlimm für meine Mutter. Ich habe eigentlich nicht für mich Angst, sondern für sie. Wenn ein Dieb auf mich zutritt, appelliere ich immer an sein Mitgefühl: «Bitte, bestehlen Sie mich nicht, meine Mutter hätte es sonst schon vorher gewußt.»

«Mein Gott! Sie müssen doch mal selbständig werden! Ihre Mutter kann sich doch nicht ewig in Ihr Leben einmischen!»

«Aber ich habe ihr versprochen aufzupassen.»

«Sie haben doch aufgepaßt. Aber Leben bedeutet nun mal,

sich Risiken auszusetzen, sonst könnte man sich doch gleich einsargen lassen. Wenn Sie bestohlen werden, geht das nur Sie etwas an. Das ist Ihr Leben, und Sie haben nur das eine.»

«Können Sie nicht trotzdem ausnahmsweise heute noch mal jemand anders bestehlen?»

«Was wollen Sie denn, Sie haben doch bestimmt gar nichts.»

«Doch, ich habe 1000 Euro in einer Rektalschatulle, und hier ist die Adresse von meinen Eltern, die haben noch viel mehr, und ich spreche nicht von Playmobil! Die Adresse darf ich Ihnen auf keinen Fall geben!»

«Na gut, die Adresse kann ich mir ja auch abschreiben, aber auf Ihr Geld muß ich leider bestehen.»

«Das ist aber ganz schön viel.»

«Das will ich hoffen.»

«Ich meine, soll ich es Ihnen nicht lieber mit der Post schikken? Damit Sie es nicht verlieren?»

«Mit der Post? Das wäre natürlich praktisch.»

«Dann müßten Sie mir nur Ihre Adresse aufschreiben.»

«Okay, aber keine Tricks!»

MEIN TYP – EINE HITPARADE

10

Die Assistentin des Zauberers, die, stets fesch gekleidet, mit tänzelnden Schritten herbeieilt, dem Meister die nötigen Utensilien zu seinen Tricks zu reichen oder sogar selbst an einem mitzuwirken, wenn es zum Beispiel gilt, sich zersägen zu lassen, ohne dabei Schaden zu nehmen.

So eine Frau könnte auch mich begleiten, mir alles Nötige reichen und, wenn ich sie einmal nicht brauche, weil ich über einem neuen Kunststück brüte, die Leserschaft mit Tänzeln und ansteckender Fröhlichkeit bei Laune halten.

9

Die Frau von der Zeitansage, mit welcher Geduld sie ihrer Arbeit nachgeht, was man auch zu ihr sagt, durch nichts läßt sie sich aus dem Konzept bringen. Auch wenn man sich ein volles Jahr nicht bei ihr gemeldet hat, sie macht einem keine Vorwürfe.

So eine Frau könnte auch mich begleiten, ich bräuchte dann keine Uhr mehr zu tragen und mich auf diese Art zum organischen Anhängsel eines Meßinstruments zu machen, das nicht einmal die Würde besitzt, seine Arbeit einzustellen, wenn ich sterbe. So ein in meinen Nachruhm hineintickendes Gerät ist doch eine ständige Demütigung. Dagegen eine Zeitansagerin in meinem Gefolge, korrekt gekleidet, höflich und mit Freude bei der Arbeit…

8

Das Nummerngirl, das in den Pausen des Boxkampfs über die Rundenzahl informiert und dabei einen Bikini trägt, damit sich der Blick der Zuschauer von den Roheiten dieser Sportart erholen kann.

So eine Frau könnte auch mich begleiten und einmal im Jahr um Mitternacht an meiner Tür erscheinen, um mir das neue Lebensjahr anzuzeigen, wobei mein Blick auf ihrem Bikini ruhen könnte, das Erlittene würde weniger schlimm, das Kommende weniger schauderhaft erscheinen.

7

Die deutsche Synchronsprecherin dieser einen Schauspielerin, die so sexy ist, niemand weiß, wie sie aussieht, aber jeder liebt ihre Stimme. Sie ist eine der wenigen Frauen, die nach Ansicht der Männer gar nicht genug reden können.

So eine Frau könnte auch mich begleiten und auf mich einreden, ich würde an ihren Lippen hängen, egal, was sie sagt. Sie dürfte sich eben nur nie zeigen.

6

Der Backgroundchor, drei füllige Damen, die stets im Hintergrund wirken, von wo aus sie dem Sänger selbstlos zuarbeiten. Sie wippen nach rechts, sie wippen nach links, sie hauchen etwas ins Mikrophon. Niemand würde sie vermissen, wenn sie nicht gekommen wären, aber hat man sie dabei, sorgen sie für Belebung.

So ein Backgroundchor könnte auch mich begleiten, als

moralische Unterstützung im Alltag. Ein paar Sängerinnen im Schlepptau würden meinen Anliegen bei Behörden Nachdruck verleihen: «Ich brauche aber das Wohngeld.»
«Er... braucht... das Wohn... geld...»
«Sie können den Antrag aber nicht hier stellen, sondern nur im Bezirksamt.»
«Können Sie nicht dieses eine Mal eine Ausnahme machen?»
«Eine Aus-nah-me! Uuuh! Aus-nah-me...»
«Na gut, das darf ich zwar eigentlich gar nicht, aber ich will mal nicht so sein.»
Triumphierend verlasse ich das Büro, während mein Backgroundchor leise summt: *«Didipdidipdidipdedlpdip...»*

5

Die schöne Leiche, die durch so viele Filme geistert. Mal ist sie vergoldet, mal tiefgefroren, mal fehlt der Körper, mal der Kopf. Gerne wird sie aus einem Kühlfach gezogen, um mit ihrem Anblick die Anwesenden zu Gedanken über die Vergänglichkeit alles Irdischen anzuregen. Wenig wissen wir über ihr Vorleben, nur daß sie einmal sehr schön gewesen sein muß, als noch Blut in ihren Adern floß.
So eine Frau könnte auch mich begleiten, anspruchslos und bescheiden, wie sie ist. Sie verlangt keine Aufmerksamkeit, sondern wartet geduldig auf ihren Einsatz. Und wenn ich einmal den Bezug zur Wirklichkeit zu verlieren drohe, wenn ich mich aufgrund meiner Erfolge für unsterblich halte, ziehe ich das weiße Tuch zurück und halte für Momente inne, um mich in Demut zu üben.

4

Die Spielerfrau sitzt auf der Tribüne und beobachtet ihren Mann bei seiner Berufsausübung. Man kennt kaum ihren Vornamen und weiß nicht, was ihre eigenen Qualitäten sind. Alles, was man von ihr verlangt, ist, daß sie mit den anderen Spielerfrauen auskommt.

So eine Frau könnte auch mich begleiten, mich von einer speziellen Tribüne aus bei meinen täglichen Verrichtungen beobachten. Wenn ich sie verlasse, schreibt sie ein Buch über unsere Liebe. Wenn wir uns versöhnen, nimmt sie mich großzügig wieder auf. Überhaupt haben wir uns nicht im Streit getrennt, schon wegen der Kinder. Die Chemie hat nicht mehr gestimmt, wir hatten uns einfach auseinandergelebt, das brachte dieses Zigeunerleben mit sich. Wir bedauern das beide, aber wir sind erwachsene Menschen und werden unsere schmutzige Wäsche nicht in der Öffentlichkeit waschen.

3

Die Lottofee bringt allen Glück, die an sie glauben. Sie liest Zahlen von Kugeln ab, die durch ein Plasteröhrchen kullern. Am Ende der Sendung wiederholt sie noch einmal alle Zahlen, das ist schon alles.

So eine Frau könnte auch mich begleiten, es gibt schließlich immer ein paar Zahlen zu wiederholen. Sie könnte sich zum Beispiel meine Sparkassengeheimzahl merken und mir ins Ohr flüstern, wenn ich an der Kasse stehe und sie wieder einmal vergessen habe.

2

Das Bondgirl sorgt dafür, daß der Held stets auf der Höhe der Zeit ist. Sie ist die attraktivste Frau ihrer Epoche, egal aus welchem Land sie stammt. Sie weiß natürlich, daß der Held sie nicht liebt, sonst wäre er kein Mythos für die Frauenwelt. Er ist ja eine Art Faust, der sich nie lange auf seinen Lorbeeren ausruhen darf, weil es ihn von Mission zu Mission treibt. Dabei ist er auf die Hilfe seines Girls angewiesen, dort, wo seiner Macht Grenzen gesetzt sind. Nur sie kann ihn in die Höhle des Löwen führen, und obwohl sie eigentlich den Auftrag hat, ihn zu liquidieren, wird sie sich schließlich in die tödliche Kugel werfen, denn sie scheint zu denken: lieber ich als er.

So eine Frau könnte auch mich begleiten und mir, wo meine rohen Kräfte versagen, mit den Waffen der Frau eine Schneise durch die Phalanx meiner Gegner schlagen. Es sollte ihr Schade nicht sein, sie würde unsterblich werden, wenn auch austauschbar, aber sind wir das nicht alle?

1

Das Mädchen für alles will niemand gerne sein.
Aber zu mir würde so eine Frau passen. Wer, wenn nicht sie?

MEINE EMPFINDSAMKEIT

Mir ist auf dem Heimweg oft zum Weinen, und wenn ich dann an diesem Geschäft im Nachbarhaus vorbeikomme, das «Weine am Arnimplatz» heißt, muß ich schmunzeln, und es geht mir gleich ein bißchen besser.

Als Kind habe ich oft geweint, immer, wenn ich ungerecht behandelt wurde, aber auch, wenn ich mich daran erinnert habe, wie ich einmal ungerecht behandelt worden bin. Und selbst, wenn ich mich geprügelt habe, weil jemand anders ungerecht behandelt wurde, hat mich das so erschreckt, daß nicht mein Gegner geweint hat, sondern ich.

Wenn man so empfindsam ist, versteckt man seine Gefühle hinter Zynismus und leidet doppelt, weil man als gefühllos gilt. «Du hast kein Herz», muß ich von Leuten hören, die anscheinend mehr davon verstehen als ich. Dabei gehe ich in Filme erst, wenn alle anderen sie schon gesehen haben. Erst dann fahre ich in das kleinste Kino der Stadt und wähle die Vormittagsvorstellung, um keine Zeugen meiner Schwäche zu haben. Früher wurde im Kino nach Filmen wie «Kramer gegen Kramer» noch eine Weile das Licht ausgelassen, damit die Zuschauer ihre Tränen trocknen konnten, für mich müßte man schon die Sonne ausschalten.

Ich habe einmal eine Liste angefangen, die ich «Das kalte Herz» nannte. Alles, was mich zum Weinen brachte, wurde hier verbucht:

– Bei einer Preisverleihung auf MTV tritt ein dickes Mädchen zum ersten Mal als Sängerin vor großem Publikum auf. Seine stolze Mutter fiebert hinter der Bühne mit. Das Mädchen ist etwas unsympathisch und die Musik noch nicht mal so gut wie die auch nicht so gute Musik ihres Vaters, aber der Gedanke daran, wie wichtig ihr dieser Auftritt ist und wie sehr sich ihre Mutter freut, läßt mich anscheinend nicht kalt.

– Ein Kriegsfilm mit Burt Lancaster. Die Nazis wollen einen Zug mit Kunstschätzen aus Paris nach Deutschland transportieren. Die Résistance gibt Burt und seinen Eisenbahnern den Auftrag, das zu verhindern. Aber Burt paßt es nicht, für ein paar Bilder, so wertvoll sie auch sein mögen, das Leben seiner Männer zu riskieren. Natürlich macht er dann doch mit und am Ende sind tatsächlich alle tot bis auf Burt und den Heizer, der zu ihm sagt: «Weißt du Paul, wenn das alles vorbei ist, sollten wir uns die Bilder vielleicht mal ansehen.»

– Der Pate III mit Al Pacino. Sein Sohn singt für ihn auf italienisch ein Lied aus Corleone, der Stadt, aus der ihre Familie stammt. Al Pacino, der ja gar kein Mafiaboss werden wollte, denkt an seine Zeit auf Sizilien, mit Apollonia, seiner großen Liebe, mit der er vielleicht ein anderes Leben geführt hätte, wenn er ihr nicht gezeigt hätte, wie man Auto fährt, so daß irrtümlicherweise sie und nicht er im von seinen Feinden präparierten Wagen in die Luft flog.

– Ein Artikel aus der Bahnzeitung über die Sesamstraße, in dem es heißt: «Ernie ist so geradeaus und gefühlvoll: wenn er glücklich ist, singt er ein Lied, wenn er Angst hat, fängt er an, Trommel zu spielen.»

– Ein Film mit Mel Gibson, dessen Tochter sich auf dem Schulabschlußball in ihrem Traumkleid auf dem Klo einschließt, weil ihr Freund sie verlassen hat, nur weil sie noch

nicht mit ihm schlafen wollte. Mel Gibson, der seine Familie immer vernachlässigt hat und erst in letzter Zeit zu erkennen beginnt, was für ein interessanter Mensch seine Tochter ist, setzt sich in die Nachbarkabine des Mädchenklos und tröstet sie.
– Ein Blutspendespot, in dem wir aufgefordert werden, «*something amazing*» zu tun.
– Eine Komödie über eine griechische Großfamilie, in der das häßliche Entlein endlich einen Mann findet. Bei der Verlobung sagt das Mädchen in einem letzten Anflug von Zweifel zu seinem Bruder: «*And if he thinks, I'm not worth it?*» Woraufhin ihr Bruder sie anblickt und zu ihr sagt: «*Yes, you are.*»
Wer so oft weint, kann doch kein schlechter Mensch sein. Es ist natürlich nicht zu vermeiden, daß dieser Eindruck entsteht, weil man als Mann in unserer Gesellschaft dazu erzogen wird, seine Tränen zu unterdrücken. Niemand darf wissen, wie es in meinem Inneren in Wirklichkeit zugeht, denn darauf warten meine Feinde ja nur, die jede Schwäche eiskalt ausnutzen würden.
Ich sollte vielleicht eine Sonnenbrille tragen, z. B. wenn ich an Spielplätzen vorbeigehe, wo die Kinder im Sand buddeln, noch nichts ahnend vom Ernst des Lebens. Wo die Erwachsenen ihnen wehmütig zusehen. Wo die Alten nach einem langen Leben sagen: «Es war am Ende doch gut so.» Am liebsten würde ich sie alle trösten. Aber die Gesellschaft verlangt von mir, statt dessen den Kindern ihr Förmchen zu klauen, die Erwachsenen böse anzusehen und die Alten zu ignorieren. Alles andere würde seltsam wirken.

Viele Berufe kommen für mich nicht in Frage. Als Sportreporter würde mich die Rührung übermannen, sobald ein Sportler gewinnt, und irgendein Sportler gewinnt ja immer. Die Freude anderer Menschen ist einfach entwaffnend. Und dann erst die Enttäuschung des Unterlegenen. Und selbst, wenn ein Sport erfunden würde, in dem es keine Sieger gäbe, in dem die Beteiligten sich über die erreichte Durchschnittszeit oder die gemeinsam geschossene Zahl von Toren freuen, würde mir vor Rührung über diese seltene Eintracht die Stimme versagen.

Auch als Lehrer wäre ich eine Katastrophe. Wenn ein Schüler eine Aufgabe bewältigt hat und mir freudestrahlend das Aufgabenblatt reicht, und dann stimmt die Lösung nicht. Und ich weiß doch, daß seine Mutter auf den Strich geht, um ihm seine Schiefertafel zu bezahlen. Und jetzt liegt es in meiner Hand, auf dieses, trotz aller frühen Schicksalsschläge noch so reine Gesicht den Schatten der Einsicht in die Aussichtslosigkeit allen Strebens zu werfen. Nein, das könnte ich nicht, eher würde ich das Kind mit meinen eigenen Händen erdrosseln, um ihm kommende Enttäuschungen zu ersparen.

Es gäbe aber auch einen Beruf, für den ich, wie kein anderer, geeignet wäre, denn schließlich sind meine Tränen ein Beweis für die Existenz meiner Seele. Wenigstens dieser einen! Und meine Seele kann ich nur von Gott haben. Ich könnte also als Gottesbeweis arbeiten. Ich glaube, ich wäre ein guter Gottesbeweis, einer, der seine Arbeit liebt und sich nicht so leicht widerlegen läßt.

MEINE UNFLEXIBILITÄT

13 Jahre in meiner alten Wohnung waren nicht so einfach wegzuwischen. Ich bin zwar umgezogen, aber mein Körper hat es noch nicht gemerkt. Jedesmal, wenn ich den Computer einschalte, greife ich ins Leere, weil er nicht mehr rechts vom Schreibtisch steht, sondern links. Wo früher Türen waren, laufe ich gegen Wände. Neulich habe ich aus Versehen statt der Palme den Müll umgetopft.

Wenn ich nachts aufwache, weiß ich manchmal überhaupt nicht, wo ich bin. Ich fühle mich wie eine Geisel, der man bei der Entführung die Augen verbunden hat, damit sie sich den Weg nicht merkt, völlig orientierungslos. Was wollen sie von mir? Warum halten sie mich hier fest? Und wer sind sie überhaupt?

Morgens stolpere ich durch eine Tür, die gar nicht ins Bad führt, sondern in einen zweiten Raum, dessen Funktion sich mir noch nicht erschlossen hat. Warum haben sie an die Wohnung noch eine zweite Wohnung gehängt? Und was ist das da draußen vor dem Fenster? Es füllt die ganze Fläche aus und erinnert an cremigen Himbeerjoghurt. Sollte das der vielzitierte Himmel sein? Ich weiß es nicht, ich habe zwar oft davon gehört, ihn aber in 13 Jahren Hinterhof nie gesehen.

Um die neue Wohnung zu erkunden, taste ich mich vorsichtig an den Wänden entlang und versuche, nicht in die Mitte zu sehen, aus Angst, in den Abgrund zu stürzen. Feste Rituale helfen mir, in diesem Chaos nicht den Verstand zu verlieren. Kleinigkeiten wie eine Tasse Tee und die Zeitung. Natürlich immer dieselbe, ein «Neues Deutschland» vom

16. März 1987, so bin ich, wenigstens was das betrifft, vor Überraschungen sicher.

Weil ich nicht mehr in den Spiegel sehe, sondern in das Iggy-Pop-Poster, verwahrlose ich. Abends gucke ich fern und merke manchmal erst nach Stunden, daß ich in die leere Zimmerecke starre, wo in meiner alten Wohnung der Fernseher stand. Ich hatte mich schon über die geschmacklose Möblierung in diesem Film gewundert und ihn für einen dieser Sex-Clips gehalten, deren eigentlicher Hauptdarsteller ja immer die Inneneinrichtung ist. Ich hatte mich nur gewundert, warum uns das Mädchen mit seinem Erscheinen so lange auf die Folter spannte.

Ich bin nun mal ein Gewohnheitstyp. Weil ich so lange allein gelebt habe, war ich bei meiner ersten Freundin oft kurz davor, die Polizei zu rufen, wenn ich nach Hause kam und Geräusche hörte. Trotzdem hatte ich mich irgendwann so an sie gewöhnt, daß ich bei meiner nächsten Freundin immer ins Leere traf, wenn ich sie küssen wollte, sie hatte nicht die gleiche Größe. Immerhin hieß sie genau wie die vorige, so daß ich mich nicht umstellen mußte. Ich nannte sie Sabine 96, nach dem Jahr, aus dem sie stammte. Weil sich das System bewährt hat, habe ich auch danach nur Sabines genommen, im großen und ganzen bin ich damit immer gut gefahren.

Seit meinem Umzug sucht allerdings eine Frau meine Nähe, die ich im Verdacht habe, eine Betrügerin zu sein. Sie bewegt sich wie selbstverständlich in meiner Wohnung, als sei sie hier zu Hause. Ich lasse mir nichts anmerken, behalte sie aber im Auge. Sollte sie mit mir zusammen sein, muß sich das irgendwie beweisen lassen. Und wenn nicht, wird sie sich eines Tages verraten. Ich merke schon, wie sie langsam nervös wird und die Flucht nach vorn sucht. Neulich hat sie gedroht, die Polizei zu holen, wenn ich ihre Wohnung nicht verlasse. Ich habe mich still verhalten, um sie nicht zusätzlich zu reizen. Ich kann warten.

MEIN GEBURTSTAG

Gleich morgens trafen mit der Post die ersten Grüße ein: «Herzlichen Glückwunsch zum Geburtstag. Ihr Sparkassen-Kundenberater Uwe Tutschke.» Ob Uwe Tutschke, wenn er morgens die Sparkassenfiliale aufschloß und sich an seinen Schreibtisch setzte, immer als erstes einen Berg Geburtstagskarten an seine Kunden schrieb? Vielleicht kam er ja dafür sogar ein bißchen früher? Die Karte sah nicht aus, als hätte er sie selbst gemalt, sondern richtig professionell, bunte Blumen schmückten sie und in goldenen Buchstaben stand vorn: «Herzlichen Glückwunsch», «Felicidades», «Congratulations», «Tanti auguri», «Bonne chance», «Good luck» und «Tyllykke». Wie bitte? «Tyllykke»? Die anderen Glückwünsche konnte ich mir selber übersetzen, es hatte sich gelohnt, so viele Jahre in den Erwerb von Fremdsprachenkenntnissen zu investieren, allerdings wurmte es mich doch, nicht zu wissen, was «Tyllykke» hieß. Die Sparkasse konnte doch nicht davon ausgehen, daß ihre Kunden extra Unterricht nahmen, um ihre Geburtstagskarten zu entziffern! Außerdem vermißte ich das «*Pozdrawljaju tebja z dnjom roschdenja, schelaju tebje vsjewo choroschewo*». Typisch Westen, sie hatten wieder nur an sich gedacht.

Ich schaltete den Computer an, um zu sehen, ob mir jemand Grüße gemailt hatte und siehe da: «*Lieber Jochen Schmidt. Zu Ihrem Geburtstag wünschen wir Ihnen alles Gute. An diesem besonderen Tag möchten wir Ihnen ein besonderes Geschenk machen.*» Ich hatte nicht damit gerechnet, etwas geschenkt zu bekommen, was es wohl war? «*Wir schenken*

Ihnen 3 Monate web.de-Mitgliedschaft, Virenschutz, XXL-Speicherplatz, jetzt gratis*» Ein Geschenk? Und dann auch noch gratis! Ich sah nach, was unter * stand: «*Die Laufzeit beträgt 3 Monate. Möchten Sie danach Club-Mitglied bleiben, brauchen Sie nichts zu tun.*» Tatsächlich? «*Ihre Mitgliedschaft wird 6 Monate (5 Euro/Monat) verlängert.*»
Ich drückte auf «*Gleich Geschenk auspacken*». Es kam eine rote Meldung: «*Hinweis: Akzeptieren Sie bitte zuerst die Nutzungsbedingungen der web.de-Club-Geburtstagsgeschenk-Mitgliedschaft und klicken Sie auf ‹Gleich Geschenk auspacken›.*»
Ich mußte die Nutzungsbedingungen für mein Geburtstagsgeschenk akzeptieren, bevor ich es auspackte? Das kam mir dann doch eigenartig vor, ich ließ es erst einmal unausgepackt. Es macht ja auch immer Spaß, sich seine Pakete noch ein bißchen aufzuheben.
An seinem Geburtstag muß man sich etwas gönnen, was man sich schon lange gewünscht hat, ich ging in die Apotheke und holte mir eine neue Packung Ohropax «Luxus für die Ohren», die alten sahen schon nicht mehr aus wie frische, rosa Marshmallows, sondern wie zerkaute Zigarettenfilter. Die Apothekerin fand meinen Namen im Computer, ich mußte wohl früher schon einmal hiergewesen sein, ich war also ein Freund des Hauses und bekam acht Cent Rabatt zurück. Außerdem schenkte sie mir, weil sie auf dem Bildschirm sah, daß ich Geburtstag hatte, eine Packung «Pectoral Brust-Karamellen» und ein Wohlfühl-Tuch mit ätherischen Ölen. So langsam stellte sich Geburtstagsstimmung ein.

Dann ging ich zum Schreiben ins Café, als endlich jemand anrief, um mir zu gratulieren. Es war ein Kollege, er wollte ganz dringend wissen, ob ich eine Bahncard habe, wegen unserer Lesung in Dresden. Danach schwieg das Telefon.
Ich trank meinen Kaffee aus, ging wieder nach Hause und sah fern. Es kam aber nichts, das Interessanteste war noch eine Sendung über Hämorrhoiden, bei der ein Doktor einer jungen Frau mit einer Kamera in den Hintern guckte. Man könne Hämorrhoiden einfach mit einem Gummiring abbinden, sie würden veröden und abfallen. Man könne aber auch alternativ den Schließmuskel trainieren, und die Hämorrhoiden in Momenten der Muße nach innen drücken. Harter Stuhl sei besser als weicher Stuhl, sagte der Doktor, im weichen Stuhl würden sich zu viele Viren tummeln. Ach so, *der* Stuhl!
Zeit, mein Geburtstagspaket auszupacken, das mir meine Mutter geschickt hatte. Wie immer lagen ihm interessante Zeitungsausschnitte bei. Einer aus dem «Ostpreußenblatt» über den 9. November, den «Schicksalstag der Deutschen», dem leider der «vergleichsweise blutleere 3. Oktober» als Nationalfeiertag vorgezogen worden sei. «Wie jedes KZ», schrieb das Ostpreußenblatt, «konnte auch die DDR nur dadurch langfristig überleben, daß sie ihre Insassen daran hinderte zu entkommen.» Ich prüfte zur Sicherheit das Datum, nein, die Zeitung war von diesem Jahr. «Wenn es nach Deutschlands Nationalmasochisten gegangen wäre, hätte es den 9. November '89 mit der anschließenden kleinen Wiedervereinigung gar nicht geben dürfen, denn sie priesen die deutsche Spaltung als gerechte Strafe und Preis für

eine auf dem Gleichgewicht der Supermächte basierende Sicherheit.»

Schade eigentlich, wenn es den 9. November '89 nicht gegeben hätte, wäre ich ja heute noch ein Jahr jünger. Da stand ich doch eher auf der Seite der Nationalmasochisten. Hauptgeschenk war aber ein Fotoalbum mit Bildern von unseren Familienzusammenkünften seit der Wende. Ich blätterte es von vorn bis hinten durch, gleichzeitig fasziniert und abgestoßen wie bei einem Lehrbuch der Gerichtsmedizin. Wenn ich mir meine Entwicklung über die Jahre so ansah, erklärte sich einiges. Ich hätte mir so weder eine Arbeit gegeben, noch Geschlechtsverkehr gewährt. Man konnte von verschiedenen stilistischen Perioden sprechen, in denen ich mich, wie Madonna, neu erfunden hatte. Ich erinnerte mich noch genau, jede dieser ästhetischen Neuorientierungen als Durchbruch empfunden zu haben, weil ich nun endlich wußte, wie ich aussehen wollte. Eine Weile trug ich deshalb glänzende Lederhalbschuhe. Oder ein lila T-Shirt unter einem roten Wollpullover mit V-Ausschnitt. Manchmal war ich jahrelang unrasiert, aber das war immer noch besser als der Kinnbart. Viele Familienbilder zeigten uns mit angespannten Gesichtern, als würden wir unser Zusammensein nicht genießen.

Ich schlug das Album zu. Zum Glück wußte ich inzwischen, wie ich aussehen wollte, aber es wäre besser, in Zukunft keine Fotos mehr davon machen zu lassen, nur zur Sicherheit.

Ich ging noch einmal ins Internet, um die Nachzügler unter den Gratulanten zu begrüßen. Meine Schwester schrieb, daß sie nicht anrufen und gratulieren konnte, weil ihr kleiner Sohn mit dem Telefon in der Hand eingeschlafen sei und sie ihn nicht wecken wollte. Ich finde es schön, wenn man merkt, daß sich die Leute zu meinem Geburtstag mit ihren Ausreden Mühe gegeben haben.

«Du bist bestimmt in der Disko und feierst» schrieb mir eine Bekannte. «Nein, ich sehe eine Sendung über Hämorrhoiden», schrieb ich zurück.

Ich ließ den Tag mit Fernsehen ausklingen, eine Sendung mit ungeschnittenen Aufnahmen vom Grenzübergang Bornholmer Straße am 9. November '89. Die Menschenmenge, die sich vor dem Schlagbaum versammelt hatte, wirkte furchteinflößend, alleine schon stilistisch. Die Grenzpolizisten waren sichtlich damit überfordert, sie aufzuhalten, ihre Kollegen von der anderen Seite der Mauer ließen sie mit dieser Aufgabe im Stich. Ein Westberliner mit Fönfrisur und buntem Sweatshirt drängte sich durch die Menge, er durfte passieren. Die Menschen wollten ihm hinterher und auch einfach durchgehen, sie stimmten einen Sprechchor an: «Wir kommen wieder! Wir kommen wieder!» Die historische Chance, sie alle rauszulassen und danach die Grenze wieder zuzumachen, wurde vertan.

Ich goß mir noch einen Wodka ein. Wahrscheinlich würde mir dieses Fernsehprogramm an meinem Geburtstag in den nächsten Jahren erhalten bleiben. Es sei denn, es passierte am 9.11. noch einmal etwas Wichtigeres, das den Mauerfall in Vergessenheit geraten ließe.

Im Bett sah ich mir meine Geschenke an, die ich mit unter die Decke genommen hatte, meine web.de-Club-Geburtstagsgeschenk-Mitgliedschaft, die Fotoserie mit dem lila T-Shirt und den eigenartigen Frisuren und meine neuen Ohropax. Es hätte schlimmer kommen können. Ich lutschte eine Brust-Karamelle und tauchte mein Gesicht in das Wohlfühl-Tuch. Andere Kinder wären froh.

MEINE SELBSTDISZIPLIN

Ich hatte früh begriffen, daß Erfahrungen den Charakter eines Mannes bildeten. Aber wenn ich mich bei uns zu Hause so umsah, würde ich nicht sehr männlich werden. Alles war gepolstert, wo man auch hinfiel, man landete auf einem Kissen. Auf der Antenne vom Fernseher steckte ein Stoffknäuel, damit man sich kein Auge ausstach, in der Badewanne klebte eine Plastematte, damit man nicht ausrutschte, Kühlschrank und Gefriertruhe waren immer voll, die Wasservorräte schienen schier unerschöpflich. Wenn ich erkrankte, wurde ich liebevoll gepflegt, wenn ich meinen Glauben verlor, half die Partei mir wieder auf die Beine. Generationen hatten Opfer gebracht, damit ich so aufwachsen konnte, aber ich spürte, daß mehr in mir steckte, als diese Existenz. Ich mußte meine Entwicklung selbst in die Hand nehmen und das Abenteuer suchen.

Eines Tages war es endlich so weit, ich hatte lange genug gewartet: ich steckte meinen Finger in den Türrahmen und schloß die Tür. Der Schmerz war überwältigend, ich sah bunte Kreise, mir wurde schlecht und ich fiel in Ohnmacht, aber ich gab keinen Laut von mir. Als ich wieder zu mir kam, wiederholte ich die Übung mit den anderen Fingern. Jedesmal dieser wahnsinnige Schmerz, ich spürte, wie ich zum Mann wurde.

Mit meinen Freunden konnte ich jetzt nichts mehr anfangen, das waren doch nur kleine Hosenscheißer, die nichts vom Leben wußten. Es gab für mich kein Zurück in ihre heile Welt, denn meine Finger hatten im Türrahmen geklemmt, und diese Erfahrung würde uns für immer trennen.

Wenn ein Mann aus dem Kampf heimkehrt, braucht er eine Frau, die ihn liebt und seine Wunden pflegt. Ich hatte keine, und ich wollte keine, denn ich war ein Samurai, meine Braut war der Tod, unsere Hochzeit war die Schlacht. Keine andere würde mich berühren, das schwor ich mir. Und die Frauen spürten, daß ich für sie tabu war, instinktiv hielten sie sich von mir fern, sie fürchteten das Feuer.

Es wurde Zeit für mich, auf Wanderschaft zu gehen, denn meine Heimat war zu klein für mich geworden. Hier fand ich keinen ebenbürtigen Gegner. Ich wurde ein Schatten der Nacht, ruhelos zog ich durch die Städte und wo ich hinkam, hinterließ ich keine Erinnerung. Niemand erkannte mich, wenn ich unter den Menschen weilte und sie wie meine Truppen musterte. Im Geist stellte ich eine Armee von Freiwilligen auf, ich sah die Massen jubeln, Diktaturen fielen zusammen wie Kartenhäuser, wir wateten im Blut unserer Feinde.

Am Morgen ließ ich mir nichts anmerken, ich wollte meine Familie nicht mit dem Wissen um meine Doppelexistenz gefährden.

Jahrelang konnte ich so im Stillen wirken. Zum Schein heiratete ich eine Frau. Weil wir so unzertrennlich sind, gelten wir als Vorzeigepaar. Sogar während ich das hier schreibe, sitzt sie mir gegenüber und lächelt. Aber ihre Liebesschwüre tun mir weh, denn ich weiß, daß ich nicht zögern würde, sie zu töten, wenn mein Auftrag es von mir verlangt. Sie ahnt nichts von meiner wahren Bestimmung, und ich lasse sie in dem Glauben, einen Versager zum Mann zu haben. Die Tarnung ist perfekt. Aber Nacht für

Nacht, wenn sie schläft, stehe ich heimlich auf und trainiere am Türrahmen.

MEINE INKOMPETENZ

Wenn plötzlich alle aus Deutschland wegziehen würden, müßte ich verhungern und erfrieren, weil ich in meinem Leben noch nichts Nützliches gelernt habe. Ich kann keinen Motor auseinandernehmen, und wenn, dann könnte ich ihn nicht wieder zusammensetzen. Ich weiß nicht, wie man jemanden verklagt. Ich könnte kein Flugzeug notlanden. Ich kann mir nicht die Haare schneiden, und ich könnte mir keine Hose nähen. Ich weiß nicht einmal, wie man sich eine Bommel strickt. Statt anschmiegsamer, selbst geschusterter Schuhe müßte ich mir Fußlappen umbinden. Ich kann nichts kochen, was gleichzeitig gut aussieht und mir schmeckt, es geht immer nur eines von beidem. Ich kann keine entspannten Gespräche führen, geschweige denn die Massen für meine Ideen begeistern. Ich weiß nicht, wie man Butter macht, ich kann nicht jodeln, ich kann eine Fichte nicht von einer Kiefer unterscheiden.

Trotzdem bringe auch ich jeden Tag Höchstleistungen in leider völlig unterschätzten Disziplinen, und nur so läßt es sich erklären, daß ich am Abend immer so müde bin, obwohl ich doch scheinbar gar nichts gemacht habe.

Ich kann beim Einkaufen an der Kasse zwei Tüten so packen, daß sie hinterher gleich schwer sind. Das könnte kein Roboter so gut, man muß bei jedem Artikel blitzschnell entscheiden, in welche Tüte er gehört, und man muß ein Gefühl dafür entwickeln, wieviel schon in jeder Tüte ist. Außerdem muß man darauf achten, daß alles nach einer Hierarchie der Zerbrechlichkeit eingepackt wird, ganz zuletzt die Eier. An guten Tagen schaffe ich es sogar, in die rechte

Tüte etwas mehr zu packen, weil mein rechter Arm etwas stärker ist als der linke.

Ich kann beim Fernsehen in einer Zehntelsekunde beurteilen, ob das Programm interessant ist oder nicht. Meine Fernbedienung bräuchte eigentlich eine Dauerfeuertste. Ich schaffe alle 34 Sender innerhalb von einer Minute und weiß hinterher, was auf jedem kommt. Für Spielfilme brauche ich maximal fünf Sekunden. Wenn durch Zufall ein phantastischer Film dabei ist, der trotzdem fünf langweilige Sekunden enthält, und ich genau die erwische, dann habe ich natürlich Pech gehabt, aber das ist sehr unwahrscheinlich.

Ich kann eine Doppelschleife binden.

Ich kann mir meine Sparkassengeheimzahl merken.

Ich kann das Geld aus dem Automaten so schnell ins Portemonnaie stecken, daß ich beide Hände freihabe, wenn die Geldkarte erscheint, so daß ich jedem, der sie mir klauen will, auf die Finger hauen kann.

Ich kann einen Abwaschlappen so mit den Fingerspitzen anfassen, daß ich mir nicht die Hände schmutzig mache.

Ich kann im Zug so gucken, daß sich niemand mit ins Abteil setzt. Ich schaffe es sogar, daß sich die, die schon drin sitzen, ein anderes Abteil suchen.

Ich kann im Restaurant blitzschnell die Rechnung durch zehn teilen, den Betrag dazu addieren und entscheiden, ob ich die Summe auf, oder abrunde, in Abhängigkeit von der Leistung des Kellners, der Qualität des Essens und meinen finanziellen Möglichkeiten. Das alles darf nicht länger als ein Lächeln dauern.

Ich kann mir merken, was im Skat lag.

Ich kann 20 graue Socken, deren Farbe je nach Alter nur in Nuancen voneinander abweicht, so sortieren, daß die zueinandergehörigen Socken, die die gleiche Farbnuance haben, Paare bilden.

Ich kann nachts im Dunkeln auf die Toilette gehen, ohne im Flur an die Wand zu stoßen und ohne mir dabei komisch vorzukommen.

Ich kann Blähungen unterdrücken, wenn es von mir verlangt wird, bzw. je nach meinem Abstand zur nächsten Person ihre Lautstärke regulieren.

Ich kann mit der linken Hand die Fingernägel der rechten Hand schneiden, so daß der Nagel über den Balkonrand fliegt.

Ich kann so undeutlich schreiben, daß nur ich es lesen kann.

Ich habe so ein genaues Gefühl für die Ampelphasen entwickelt, daß ich im Moment des Umschaltens auf Grün losgehe, ohne einen Fehlstart zu riskieren und ohne wertvolle Zeit zu verlieren.

Ich kann freihändig mit der U-Bahn vom Alex zum Zoo fahren, ohne umzukippen und dabei auch noch liebenswert wirken.

Ich kann den Charakter von Menschen anhand der Art beurteilen, wie sie beim Gehen mit den Armen schlenkern.

Das alles hat mir niemand beigebracht, ich mußte diese Fähigkeiten mühsam erlernen, ohne je dafür gelobt zu werden und ohne dafür staatliche Förderung zu beziehen. Ich habe lediglich die Schule des Lebens besucht, eine strenge Schule, in der wir alle immer wieder nachsitzen müssen.

MEINE OPTIONSPARALYSE

Ich stehe vor dem Kühlregal, und statt mich für einen Brotaufstrich entscheiden zu können, muß ich gegen den plötzlich aufkommenden Wunsch ankämpfen, mich mit ins Regal zu legen. Es ist alles so ermüdend, ständig diese Entscheidungen. Neulich habe ich ein Buch gekauft, und an der Kasse kam es zu folgendem Dialog: «Möchten Sie eine Tüte dazu?»

Ich zuckte zurück, sie hatten mich auf dem falschen Fuß erwischt.

«Muß ich das gleich entscheiden?»

«Was? Ob Sie eine Tüte wollen?»

«Kann ich mir das nicht in Ruhe überlegen und später noch mal wiederkommen? Ich möchte meine Entscheidung nicht eines Tages bereuen müssen.»

Für mich wäre es das beste, es gäbe genau eine Buslinie, die auch nur eine Haltestelle hat. Ich würde abends dort aussteigen, zu Hause den einen Fernsehsender einschalten und mit meiner Frau auf die eine uns bekannte Art Sex haben. Damit dabei keine Routine aufkommt, würde ich immerhin darauf achten, daß das Kondom immer unter einem anderen Buch versteckt liegt.

Ich bräuchte keinen Bodyguard, sondern einen Bodydiktator, der mir den ganzen Tag Befehle erteilt. Wenn ich dann auf eine Party gehe und mich nicht entscheiden kann, mit welcher der vielen attraktiven Frauen ich einen meiner erfolglosen und von der Dramaturgie her durchaus avantgardistisch zu nennenden Flirts inszenieren soll, würde er mir die Entscheidung abnehmen:

«Die Blonde.»

«Und was ist mit der Brünetten?»

«Red ich chinesisch? Die Blonde!»

«Aber ich dachte...»

«Das Denken überlassen Sie uns.»

Später, wenn sich das Unwahrscheinliche ereignet hat und ich tatsächlich bei der Blonden gelandet bin, muß ich die Frage «Zu dir oder zu mir?» gar nicht stellen, weil ich von hinten schon den Befehl höre: «Zu ihr!»

«Warum nicht zu mir?»

«Seit wann stellen Sie hier die Fragen?»

«Aber ich dachte...»

«Das Denken überlassen Sie uns.»

Leider nur ein Traum. Statt dessen muß man alles allein entscheiden. Und wenn man auf Frauen verzichtet, hat man nichts gewonnen. Soll ich für das wenige, was mir dann noch bleibt, die rechte oder die linke Hand nehmen? Und an welche russische Tennisspielerin soll ich dabei denken? Und soll ich sie fesseln oder sie lieber mich? Gut, daß ich wenigstens nur ein Geschlechtsorgan habe, sonst wäre ich völlig aufgeschmissen.

Soll ich die «Berliner Zeitung» kaufen oder den «Tagesspiegel»? Der «Tagesspiegel» ist inzwischen ja eigentlich besser, aber die «Berliner Zeitung» habe ich mein ganzes Leben lang gekauft. Außerdem muß man das System von innen verändern, es müssen auch Leute, wie ich, die «Berliner» lesen. Soll ich die Tour de France auf Eurosport gukken oder auf ARD? Die Bilder sind die gleichen, die Kommentare eigentlich auch, wie soll man sich da entscheiden?

Ich kann es doch nicht mal so und mal so machen, als sei mir alles egal.

Nachdem ich Schriftsteller geworden bin, um mich nicht für einen Beruf entscheiden zu müssen, stehe ich immer noch täglich vor der Frage, welchen Text ich schreiben soll. Manchmal passiert es mir, daß ich mitten im Text einfach einen anderen anfange. Zum Beispiel darüber, daß ich geträumt habe, Vater geworden zu sein und das Kind nach seiner Geburt im Arm zu halten. Babys können ja noch keine Farben sehen. Wenn man vom Stillen Mastitis bekommt, sollen Kohlblätter helfen. Eines der größten Mysterien der Natur ist doch, warum es zwei Brüste gibt. Schweine haben ja wesentlich mehr, aber sie haben auch viel mehr Nachwuchs. Haben die Menschen denn früher immer Zwillinge bekommen? Oder hat das mit der Dualität des Seins zu tun? Yin und Yang? Sonne und Mond? Husten und Niesen? Goethe und Schiller? BFC[1] und Union[2]? Ostberlin und Westberlin? ARD und ZDF? Rotwein und Weißwein? Sowjetunion und USA? Adidas und Puma? Grauer Star und Grüner Star? Atari und Commodore? Döner und Börek? Hitler und Stalin? Ketchup und Mayonnaise? Altbau und Neubau? Dick und Doof? Sommerolympiade und Winterolympiade? Ralf Schumacher und Michael Schumacher? Griechisch und Latein? Arktis und Antarktis? Luhmann und Habermas? Mamba und Fritt? Winnetou und Old Shatterhand? Nadelwald und Laubwald? Singular und Plural? Mann und Frau? Gott und Teufel? Leben und Tod? Stracciatella oder Nuß?

---

1 BFC Dynamo, legendärer Ostberliner Fußballklub.
2 1. FC Union Berlin, legendärer Ostberliner Fußbalklub.

Welches dieser Beispiele illustriert wohl am besten, was ich sagen will? Und sollte ich noch ein paar mehr sammeln? Oder vielleicht die Reihenfolge ändern? Wäre Kairophobie nicht auch ein guter Titel für diesen Text? Und soll ich ihn wirklich veröffentlichen?

MEINE TODESSEHNSUCHT

Es ist nicht mehr zu ertragen, ich setze meinem Leben ein Ende, dachte ich und holte die Zyankalikapsel aus der Schatulle, die ich immer bei mir trage für den Fall, daß es in Deutschland zu einem plötzlichen politischen Umschwung kommt und ich für meine Ansichten gefoltert werden soll. Aber bevor ich mir die Kapsel in den Mund steckte, warf ich einen letzten Blick auf meine Wohnung. Schließlich würden sie mich hier finden, in ungefähr zwei bis drei Wochen, und dann würde alles genau so aussehen, wie ich es jetzt hinterließ.

Meine Fenster sind ungeputzt, aber es ist ja bald Winter, und wenn die Sonne nicht scheint, sieht man die Schlieren gar nicht. Schlimmer sieht schon das Bad aus, dieser graue Belag im Waschbecken, wovon der wohl stammt? Ich spüle ja die Krümel von der Morgenrasur immer gleich weg, aber anscheinend nicht gründlich genug. Und die Klospüle stellt sich nicht ab, man muß den Knopf mehrmals kurz drücken, sonst läuft das Wasser ewig weiter. Vielleicht schreibe ich das vorher noch ran.

Ob ich hier am Schreibtisch sitzen bleibe, oder soll ich die Kapsel lieber im Bett nehmen? Aber dann wird es für immer heißen, ich sei im Bett gestorben, wie Ingeborg Bachmann. Ich will aber, daß klar ist, daß ich bis zuletzt gearbeitet habe. Ich bin nicht aus Faulheit abgetreten, oder weil mir nichts mehr einfiel, sondern weil es sinnlos ist zu leben, wenn man sowieso irgendwann sterben muß.

Einen Stapel halbfertiger Texte hinterlasse ich mit handschriftlichen Notizen. Ob sich jemand findet, der die eintippt? Aber die Dateien heißen manchmal nicht wie die Geschichten, weil ich den Titel nachträglich noch einmal geändert habe, da herrscht ein ziemliches Durcheinander auf der Festplatte. Und auf dem anderen Rechner sind zum Teil noch ältere Versionen derselben Texte, die man mit den neueren vergleichen müßte, eine Arbeit, vor der ich mich immer gedrückt habe. Vielleicht lasse ich das einen Kollegen machen, am besten, ich schreibe das auf einen Zettel. Im Portemonnaie liegt noch der Bon von den Pfandflaschen, den ich beim letzten Einkauf einzulösen vergessen habe. Den kann jetzt natürlich jemand anders haben. Und die ganzen Rechnungen, die ich immer für die Steuererklärung sammele? Muß ich eigentlich auch eine für das halbe Jahr machen, in dem ich noch gelebt habe? Ich hatte dem Steuerberater ja eigentlich versprochen, dieses Jahr mehr Geld auszugeben, damit er Steuern für mich sparen kann. Wenn es nach ihm geht, müßte ich mir erst noch ein Auto kaufen, bevor ich mich umbringe. Dann könnte ich natürlich auch bei einem Autounfall sterben. Wobei das ein bißchen passé ist seit James Dean.

Die CD-Stapel sollte ich noch ins Regal einsortieren, sonst denken sie, das sei die Musik, die ich zuletzt gehört habe. Dabei liegen die CDs nur draußen, weil sie nicht mehr ins Regal gepaßt haben und ich mich nicht entschließen konnte, sie wegzuwerfen. Ich könnte ja statt dessen ein paar CDs, die ich wirklich gut finde, rauslegen, damit sie wissen, daß ich einen guten Musikgeschmack hatte. Vielleicht stelle ich auch noch eine letzte Playlist zusammen, bevor ich sterbe.

Die mißverständlichen SMS müßte ich von meinem Handy löschen und die Aktfotos von meiner Festplatte. Es ist ja nicht so, daß ich solche Fotos sammeln würde, aber hier und da macht man eben doch «rechte Maustaste: Bild speichern unter...» Man braucht schließlich auch ein bißchen Anschauungsmaterial, damit man Erotik in seine Bücher einbauen kann, sonst verkaufen sie sich nicht. Habe ich die Fotos, die ich damals von Nathalie gemacht habe, eigentlich weggeworfen? Die waren nicht besonders gut geworden, das Blitzlicht war viel zu grell. Außerdem hat sie sich immer die Hand vors Gesicht gehalten. Jedenfalls sah sie in Wirklichkeit viel besser aus. Die könnte eigentlich auch mal wieder anrufen.

Staub wische ich nicht mehr, wenn sie mich erst in drei Wochen finden, liegt bis dahin sowieso wieder neuer. Aber das Licht muß ich ausknipsen und den Computer runterfahren, sonst kann ich mich nicht entspannen. Das Paßwort für die Mailbox müßte ich irgendwo aufschreiben, damit sie die Spam ab und zu löschen können. Soll ich das mit in den Abschiedsbrief schreiben? «Ich habe es nicht mehr ausgehalten, sterblich zu sein, und meinem Leben deshalb ein Ende bereitet. Mein web.de-Paßwort heißt ‹pupsi›. Das ist auch das Paßwort fürs Online-Banking. Beim Handy und bei der Fernabfrage vom Anrufbeantworter nimmt man mein Geburtsdatum. Die EC-Karten-Nummer ist 6352, die von der Visacard finde ich jetzt nicht. Nächste Woche wollte der Sparkassenmensch anrufen, weil er mir irgendwelche Fonds andrehen will. Ich fürchte, der läßt sich davon, daß ich tot bin, nicht beeindrucken und ruft trotzdem weiter an.

Also hart bleiben. Der Fahrradschlüssel hängt am Schlüsselbund, allerdings klemmt das Schloß ein bißchen, wenn man es länger nicht benutzt hat, und alle paar Wochen muß man die eine Schraube vom Gepäckträger festziehen, damit es nicht so klappert. Rentenversicherung und Geburtsurkunde liegen in der rechten Schreibtischschublade. Wenn Ihr Hunger habt, bedient euch am Kühlschrank. Ach so, jemand müßte die Korrekturen von meinen Texten eintippen und mal die Festplatte aufräumen.»

Jetzt fällt mir ein, daß der Schreibtischstuhl noch zur Reparatur beim Tischler ist, den muß irgendwer da abholen. Und nicht vergessen, daß ich schon 25 Euro angezahlt habe.

Schade, daß ich die vorletzte Staffel von «Frasier» nie sehen werde, weil sie die bei Sat 1 einfach übersprungen haben. Und auf Video sind nur die ersten vier erschienen. Und wer beim nächsten Mal Fußballweltmeister wird, werde ich nie erfahren. Allerdings ist irgendwann sowieso Schluß, spätestens die WM 2070 hätte ohne mich stattgefunden. Aber was mache ich mit meinem Ticket fürs Pokalendspiel? Ich kann mir nicht vorstellen, daß es jemand übers Herz bringt, sich dort hinzusetzen. Vielleicht bindet man einfach eine schwarze Schleife um die Lehne vom Sitz.

Ob sich meine Bücher eigentlich besser verkaufen, wenn ich mich umgebracht habe? Das müßte doch die beste Werbung sein. Schade, daß ich das nicht mehr erlebe. Aber nicht so schade, wie, daß ich nun doch nie ein ferngesteuertes Flugmodell besessen haben werde.

Schon 7 Uhr. Gleich kommt «King of Queens». Vielleicht gucke ich das ja noch. Aber wenn ich die Folge schon kenne, bringe ich mich gleich um. Leider zeigen sie die Folgen ja nicht chronologisch, sondern ganz durcheinander. Mal sehen. Nein, die ist neu, da hat Doug schon weniger Haare und Arthur ist noch ein bißchen faltiger und Carry plötzlich ganz dick. Die Schauspielerin ist in Wirklichkeit bestimmt schwanger. Aber die Folge ist gut... Aber viertel neun ist definitiv Schluß. Obwohl ich schon wieder so müde bin, ich habe heute keinen Mittagsschlaf geschafft. Vielleicht lege ich mich einfach mal früh ins Bett. Ob ich mich nun umbringe oder schlafengehe, das läuft doch für den Moment aufs gleiche hinaus. Außerdem finden sie mich ja sowieso erst in zwei bis drei Wochen, und bis dahin kann ich ja einfach machen, worauf ich Lust habe.

MEINE VERGESSLICHKEIT

Neulich bin ich zu Fuß nach Hause gelaufen, auf einer Landstraße. Vor mir lagen 1800 Kilometer, ich war ja in der Bretagne. Ich wußte nicht, wie ich auf die Idee gekommen war, diesen weiten Weg zu Fuß zu gehen. Ich war kurz zuvor an einer Tankstelle aufs Klo gegangen. Aber daß ich dort mein Auto vergessen hatte, fiel mir erst nach 900 Kilometern Fußmarsch wieder ein.

So etwas passiert mir dauernd, ich bin schrecklich vergeßlich. Aber ich vergesse immer nur die wichtigen Dinge, alles Überflüssige ist mir präsent. Nur den Geburtstag meiner Freundin kann ich mir nicht merken. Wenn man nur alle vier Jahre Geburtstag hätte, wäre es nicht so schlimm, dann würde ich ihren Geburtstag nur alle vier Jahre vergessen. Und wenn man das Wort «Geburtstag» beim Wort nehmen würde, dann hätte man sogar nur einmal im Leben «Geburtstag». Dann wäre ich aus dem Schneider, schließlich ist es doch eher unwahrscheinlich, daß ich mit meiner Freundin schon am Tag ihrer Geburt zusammen bin.

Aber leider hat man jedes Jahr Geburtstag. Schwer genug, immer daran zu denken, daß man eine Freundin hat, aber wann ihr Geburtstag ist? Ich war einmal mit einem sehr intelligenten Mädchen zusammen, das mich trotz einiger Differenzen netterweise zum Kaffee einlud. Seltsamerweise wurde die Kaffeerunde immer größer, dauernd klingelte es und neue Kaffeetrinker trafen ein. Ich stellte diskrete Nachforschungen an und erfuhr zu meinem Entsetzen, daß es sich um ihre Geburtstagsparty handelte, den Tag hatte ich völlig vergessen. Ich ging aufs Klo, zwängte mich durch die

Luke, kletterte an den Einschußlöchern aus dem 2. Weltkrieg die vier Stockwerke runter, rannte durch die halbe Stadt, schnappte mir zu Hause Papierschere, Holzreste, Tesafilm, Blumendraht, bunte Knete und ein paar Glasscherben, rannte den ganzen Weg wieder zurück und bastelte in aller Eile unterwegs aus allem, was ich hatte, eine handsignierte und noch unveröffentlichte CD von ihrer Lieblingsband und einen Kuchen, auf dem «Omnia vincit amor» stand. Als ich wieder vom Klo kam, hatte sich schon eine kleine Schlange gebildet und ich war etwas außer Atem. Meine Freundin packte die CD aus, beäugte sie mißtrauisch und sagte: «So ein tolles Geschenk? Das machst du mir doch nur, weil du meinen Geburtstag vergessen hast!»

Wenn ich etwas zu sagen hätte, würde ich dafür sorgen, daß alle Frauen am selben Tag geboren werden, dann hätte man es leichter. Sie müßten an dem Tag auch heiraten und sterben. Am besten man nimmt den 8. März, den Internationalen Frauentag, das merkt sich gut.

Ständig passiert es mir, daß ich beim Duschen nicht mehr weiß, ob ich mich schon einmal eingeseift hatte oder nicht. Im Bad stehe ich oft lange vor dem Klo und warte vergeblich, bis mir wieder einfällt, daß ich gerade erst war. Im Bett kommt es vor, daß ich die Frau neben mir fragen muß: «Du, Schatz, *warum* liegen wir noch mal hier?»

«Wir wollten miteinander schlafen.»

«Dann mußt du meine Freundin sein. Ich hatte mich schon gewundert, warum ich deinen Geburtstag nicht weiß.»

Paradoxerweise habe ich ein phänomenales Gedächtnis für alles Unwichtige und kann mich z. B. an das komplette

Fernsehprogramm der späten 70er und frühen 80er Jahre erinnern. Aber wenn ich Schauspieler wäre, würde ich an den einfachsten Texten scheitern: «Sein oder nicht sein...», würde ich anheben, schön und gut, aber wie es weiterging, *das* war doch die Frage. Und wenn ich den Faust spielen müßte, würde ich Mephisto irgendwo in «Auerbachs Keller» stehenlassen, einfach aus Zerstreutheit, bis es mir am Ende vom Stück wieder einfällt, und ich noch einmal zurück muß zu «Auerbachs Keller», um mir die Vorwürfe von Mephisto anzuhören.

Ich trage meine Briefe immer wochenlang in der Jackentasche, weil ich sie einzuwerfen vergesse. Es kommt vor, daß ich 23 Stunden und 59 Minuten eines Tages daran denke, aber genau in der einen Minute, in der ich an einem Briefkasten vorbeigehe, entfällt es mir. Oder ich stehe im Wohnzimmer und frage mich, was ich hier wollte, gerade noch wußte ich es. Weil es mir nicht mehr einfällt, greife ich zu einem alten Trick: ich rekonstruiere einfach meine Schritte, die mich hierher geführt haben. Aber manchmal muß ich dabei weit ausholen, unter Umständen bis zu meiner Geburt. Von da ab gehe ich Schritt für Schritt durch. Um dabei nicht durcheinander zu kommen, schreibe ich mir die Zwischenschritte auf. Im Grunde ist mein erster Roman so entstanden. Ich habe ihn geschrieben, weil ich meinen Schlüssel verlegt hatte und ihn wiederfinden wollte.

Es soll ja helfen, sich einen Knoten ins Taschentuch zu machen, um wichtige Sachen nicht zu vergessen. Ich mache es anders, meine Merkhilfen bestehen aus den Gegenständen selbst, so komme ich nicht durcheinander: Meine Klei-

dungsstücke erinnern mich jeden Morgen daran, daß ich mich anziehen wollte, bevor ich runtergehe. Meine Blumen erinnern mich daran, daß ich die Blumen gießen muß. Am wichtigsten sind meine vielen Spiegel, die mich daran erinnern, daß ich existiere. Außerdem ist es gut, sich ab und zu ins Gedächtnis zu rufen, wie man aussieht, damit man sich nicht in zu häßliche oder zu hübsche Mädchen verliebt, sondern in die, deren Aussehen ungefähr auf einen selbst abgestimmt ist, so daß es hinterher keine Tränen gibt. Ich verliebe mich allerdings gar nicht immer in Mädchen, ich muß nämlich manchmal schon selber nachsehen, ob ich eigentlich ein Mann oder eine Frau bin. Ich glaube, der Mann war der mit dem ...? Oder war es genau umgekehrt? Es ist schwer, das zu ermitteln, es scheint sich um ein Tabuthema zu handeln. Ich habe schon einmal höflich auf der Straße nachgefragt: «Sind Sie eine Frau? Ja? Und haben Sie einen ...?» Aber das kam nicht so gut an bei dieser Dame, wahrscheinlich hatte ich da einen wunden Punkt berührt.
Meine Hausaufgaben habe ich früher immer zweimal gemacht: einmal zu Hause, und weil ich sie dort liegenließ, noch einmal in der Hofpause. Heute ist es so, daß sich auf meinem Schreibtisch die herrlichsten Texte stapeln, die ich noch nie vorgelesen habe, weil ich sie immer einzustecken vergesse. Neulich habe ich zum Beispiel einen Text über meine Vergeßlichkeit geschrieben, über den ich sogar selber lachen mußte. Aber leider habe ich ihn zu Hause vergessen und mußte deshalb vorhin in der Bahn schnell diesen Text hier improvisieren. Aber ihr seid ja zum Glück nicht so anspruchsvoll.

MEIN GEBÄRNEID

Ich befinde mich in einer undankbaren Lebensphase, zu alt für den Kindergarten und zu jung für den Seniorentanz, fühle ich mich nirgends richtig heimisch. Am ehesten halte ich es noch auf dem Spielplatz aus, bei meiner Clique.

Es sind alles Kinder, faszinierend zu beobachten, wie ungezwungen sie sich benehmen. Fragt man einen der Jungs: «Na, ist das Mädchen da deine Freundin?» bricht er gleich in Tränen aus. Keiner schämt sich seiner Emotionen.

Einmal am Tag wird eine im Rollstuhl sitzende Oma vorbeigeschoben. Anfang und Ende unseres Lebenswegs, so dicht beieinander.

Weil ich in meiner Clique der Größte bin, habe ich das Sagen. Kinder, die uns nerven, hänge ich einfach ans Klettergerüst. Wenn sie loslassen, fallen sie runter, also lassen sie nicht los.

Nur die Mütter sehen mich schief an. Alleinstehende Männer gehören nicht auf Kinderspielplätze. Um mich vor Verdächtigungen zu schützen, schnauze ich von Zeit zu Zeit eines der Kinder an, damit die Mütter denken, ich sei nicht alleine hier.

Danach kann ich wieder eine Weile ungestört zugucken, wie sich die Kleinen enthusiastisch in den Sand eingraben.

Aber manchmal tricksen mich die Mütter auch aus. Eine ruft ein Losungswort, blitzschnell greift sich jede ihr Kind, und ich bin der einzige, für den keins übrig bleibt. Meine Tarnung ist aufgeflogen, die Mütter kommen auf mich zugerannt, um mir die Augen auszukratzen. Aber ich bin ja nicht dumm, ich mache es wie Gojko Mitic in «Apachen» und grabe mich im Buddelkasten ein, bis die Luft wieder rein ist.

Da unten im Sand trifft man die seltsamsten Gestalten, alles Männer, die für eine Weile untertauchen mußten. Kurti hat Angst vor seiner Frau, weil er wieder vergessen hat, Mayonnaise einzukaufen, Igor ist illegal eingewandert und wohnt inzwischen hier, und Herbert hat die Gelegenheit am Schopf gepackt, sich selbständig zu machen und betreibt einen kleinen Bauchladen für uns. Es ist eine Stadt in der Stadt, dort unter dem Buddelkasten, und ich bin immer ein gerngesehener Gast.

Natürlich ist es nicht unbedingt angenehm, so eingegraben zu sein, vor allem im Winter. Ich kann mir vorstellen, daß mir das irgendwann einmal zuviel wird, man wird ja nicht jünger. Dann wird mir nichts übrig bleiben, als auch so ein Kind zu machen, damit ich weiter auf dem Spielplatz mit meiner Clique abhängen kann. Aber mein Kind dürfte natürlich nie erwachsen werden und all die schlechten Eigenschaften der Erwachsenen annehmen.

Ich würde dafür sorgen, daß es nie in die Pubertät kommt, die alles Anmutige am Kind zerstört und aus den kleinen Engeln widerspenstige, argwöhnische und gequälte Wesen macht. Ich würde ihm jeden Kontakt mit älteren Kindern verbieten, die ihm ungerechte Hierarchien und schmutzige Witze beibringen. Und ich würde ihm nie eine Frage beantworten, damit es sich gar nicht erst angewöhnt nachzudenken, das hat noch keinem geholfen.

Und wenn es dann so weit ist, daß es alt ist und im Rollstuhl über den Spielplatz geschoben werden muß, hat es die lästige Phase zwischen Kindheitsignoranz und Altersdemenz einfach übersprungen.

MEIN AUFSCHREIBESYSTEM

«Literatur», schreibt Friedrich Kittler, «was sie auch an Inhalten haben mag, ist zunächst einmal Datenverarbeitung: Sie empfängt, speichert, prozessiert und überträgt Informationen.» Die Voraussetzung für diese Arbeit ist eine stabile Versuchsanordnung, mein sogenanntes Leben. Natürlich enthält der Dreck unter meinen Fingernägeln mehr Information als mein Reisetagebuch. Daß ich trotzdem schreibe, ist vielleicht die große Inkonsequenz meines Lebens.

Obwohl ich vermute, daß ich meine besten Texte auf einer Raumstation schreiben würde, wo mich die Gravitation nicht am Denken hindern könnte, oder auf einer Intensivstation, von Maschinen ernährt und von meinen Körperfunktionen befreit, schreibe ich im vierten Stock eines Hauses, was nur ein Ersatz dafür sein kann, im obersten Stockwerk des jeweils höchsten Gebäudes der Welt zu arbeiten. In meiner Wohnung ist es immer bewölkt, weil ich dem mediterranen Licht einer klaren 100-Watt-Birne, das nur dazu gut wäre, die Unvollkommenheit meiner physischen Existenz zu betonen, die Gnade einer matten 20-Watt-Birne vorziehe. In meiner Wohnung wird man täglich Zeuge der Quadratur des Kreises, denn im Gegensatz zu meinem Denken, das sich sphärenförmig ausbreitet, sind meine Räume quadratisch geschnitten. Die Wohnung hat Dimensionen, die es mir erlauben, mich in ihr in allen 22 Bewegungsachsen zu bewegen. Sie enthält Sauerstoff, auf den ich als Mensch leider angewiesen bin, und sie läßt sich variabel temperieren, was für meinen Körper nicht gilt. Mit der Tatsache, ein Mensch zu sein, muß man als Mensch leben, auch wenn es einem für die Arbeit nur Nachteile bringt.

Als Arbeitsplatz, an dem ich meine Daten verarbeite und speichere, benutze ich einen Laptop, der wie ein Herdfeuer funktioniert, an dem sich meine Hände wärmen, ein rührender Atavismus. Ein Nachteil der maschinellen Aufschreibesysteme ist natürlich der sinkende Respekt vor dem einzelnen Wort. Früher, als man noch auf Marmor angewiesen war, um seine Gedanken zu verewigen, ging man sparsamer damit um. Um einen Roman in Marmor zu meißeln, müßte man schon ein Heer von Sklaven beschäftigen.

Arbeiten bedeutet Unterdrückung des Körpers durch den Geist, der in der Hierarchie meiner Körperfunktionen, die ich nicht willkürlich ändern kann, ohne die Harmonie des Ganzen zu gefährden, den höchsten Platz einnimmt. Nicht umsonst befindet der Geist sich ja im Kopf. Die Folterbank dieser Versklavung ist der Schreibtisch, und wie häufig bei Versklavungsverhältnissen habe auch ich ein affektives Verhältnis zu meinem Peiniger entwickelt. Mein Schreibtisch ist der Gegenstand, von dem man einmal sagen können wird, daß ihn meine Hände im Lauf meines Lebens am meisten berührt haben. Aber gemessen an seiner Lebenszeit bin ich trotzdem nur eine Episode für ihn. Vielleicht spüren das auch die Studenten, wenn sie in die Tische der Universität ihre Sprüche ritzen, die einzigen Texte, die sich ihrer Kreativität und nicht ihrer Unlust verdanken.

Der Holztisch, an dem ich sitze, ist rund und ähnelt damit einem der Baumstämme, um die sich unsere Urahnen zu ihren rituellen Versammlungen getroffen haben.

Meine Stifte liegen immer parallel, sie weisen sozusagen in die Zukunft, auch wenn sich die Geraden im Unendlichen schneiden. Das ist aber nur mein provisorischer Arbeitsplatz in der Mitte des Raums, an dem ich seit Jahren arbeite, während ich den eigentlichen Schreibtisch nicht benutze. Jedes Ding ist besser, als das dafür vorgesehene, das gilt für technische Geräte, für Sitzgelegenheiten, aber natürlich auch für Flächen: jede Fläche ist besser als die dafür vorgesehene. Eine angemessene Schreibfläche müßte ja eigentlich unendlich groß sein oder wenigstens so lang, daß jedes einzelne Blatt offen liegen könnte und nicht begraben unter anderen Blättern, in einer fadenscheinigen Hierarchie der Wichtigkeit.

Die Tageszeiten, die einem vom Planetensystem aufgezwungen werden, kann auch ich nicht ignorieren, aber jeden Tag hoffe ich auf einen Text, der stärker ist als meine Müdigkeit und gegen den mein Körper sich nur durchsetzen könnte, indem er stirbt. Wenn ich wieder einmal daran gescheitert bin, auf diese Art, von der Arbeit mitgerissen und ohne es mir bewußt zu machen, gestorben zu sein, wenn ich also aufgebe und schlafen gehe, betrete ich den zweiten Raum in meiner Wohnung, das Schlafzimmer, ein Reich der Zügellosigkeit, natürlich nicht im sexuellen, sondern im geistigen Sinn. Denn hier gestatte ich mir vor dem Einschlafen Lektüren, die nur der Laune des Moments folgen und nicht der Notwendigkeit. Ich befinde mich dann schon auf meinem Bett, einem Experimentiertisch, auf dem ich meinen Körper fixiere, um in der Nacht meine Forschungen ins Unterbewußte zu verlagern.

Weil es keine überlegene neue Generation meines Modells geben wird und ich darauf angewiesen bin, mich selbst zu optimieren, stellt sich die Frage nach Leistungssteigerung. Aber ich habe Drogen als Mittel der Bewußtseinserweiterung nie etwas abgewinnen können, für mich sind das Holzhammermethoden. Um sein Bewußtsein zu erweitern, reicht es schon, die Perspektive zu wechseln, also den Sitzplatz. Sich einmal am Tag an einen anderen Platz in der Wohnung zu setzen, ist in der Wirkung einem Drogenrausch vergleichbar. Mein runder Tisch ermöglicht mir beliebig viele solcher Erfahrungen, die Intensität läßt sich dabei nach der Gradzahl meiner Wanderung variieren. Rücke ich nur um wenige Grad weiter, kommt das einem kleinen, irritierenden Schock gleich. Wandere ich um 180°, steht meine Welt auf dem Kopf. Die verstörendste Erfahrung, die man mit Drogen nie machen könnte, ist es aber, 360° um seinen Tisch zu wandern und den gleichen Platz einzunehmen wie vorher. Es ist, als würde man seine eigene, unveränderte Wahrnehmung als Fremder erleben. Man rückt aus sich heraus und in sich hinein, und da man das beliebig oft machen kann, nähert man sich der Ekstase totaler Entfremdung bei gleichzeitiger Identität mit sich, ein Kreisel der Erkenntnis.

Weil die Länge der Texte, die man mit seinem Blut schreiben kann, von Natur aus begrenzt ist, braucht man ein Schreibwerkzeug, das einen automatisch zum Cyborg macht, einem Mischwesen aus Mensch und Maschine. Um das Schreibwerkzeug zu beherrschen, muß man zunächst sich beherrschen, also seine Hand dressieren. Es ist eine unterschätzte soziologische Tatsache, daß man in den ersten Klassen, wenn die Schrift noch bewertet wird, als Junge den Mädchen unterlegen ist, die fast alle eine sogenannte schöne Schrift haben. Eine schöne Schrift ist aber eine leere Schrift, durch die das Subjekt nicht in Form von Makeln geistert. Wer schön schreibt, malt.

Schon aus der Angst, einmal ohne Schreibwerkzeug zu sein, hätte ich immer gerne einen Finger gegen einen Stift getauscht. Denn kaum hat man nicht die Möglichkeit zu schreiben, stürzen sich die Ideen auf einen wie gierige Bluthunde. Beim Joggen habe ich deshalb immer etwas zum Schreiben dabei, aber im Bett mit einer Frau bin ich machtlos. Es bleibt einem dann nur, wie Goethe in den «Römischen Elegien», mit dem Finger auf ihrem Schulterblatt Hexameter zu zählen, um die Zeit zu überbrücken.

Natürlich liegt darin, daß die Gedanken immer dann kommen, wenn man sie nicht aufschreiben kann, ein Paradox. Ich spiele deshalb manchmal mit meinen Gedanken, indem ich mich, ohne mit einem Stift bewaffnet zu sein, ein paar Schritte vom Schreibtisch entferne, um zu beobachten, wie die Gedanken reagieren. Aber meine Gedanken sind inzwischen schlauer als ich, sie lassen sich nicht so leicht aus der Reserve locken. Erst wenn ich mir die Haare wasche oder zwei schwere Einkaufsbeutel über eine stark befahrene Kreuzung trage, fällt mir sofort wieder so viel ein, daß ich es mir unmöglich merken kann.

Die Lösung wäre ein telepathisches Schreiben, eine direkte Verbindung zwischen meinem Kopf und einem externen Speichermedium. Manchmal kommt es mir vor, als bestände diese Verbindung bereits, denn viele Werke anderer Autoren, die ich lese, scheinen aus dem Rauschen und den Störungen, die meine Gedanken bei der Übertragung verursacht haben, entstanden zu sein. Weil ich das weiß, sind meine veröffentlichten Bücher in Wirklichkeit nicht als Behälter meiner Gedanken konzipiert, sondern als Störsender, mit denen ich das Abhören meiner eigentlichen Gedanken erschweren will.

Sollte man sich beim Publizieren nicht ohnehin an den antiken Inschriften orientieren, zu deren Lektüre man persönlich anreisen muß? So müßte es von meinen Texten auch nur ein einziges Exemplar geben, das an einem schwer zugänglichen Ort ausgestellt wäre, an dem man sich darin vertiefen könnte. Es spielt keine Rolle, daß mein Text dann immer nur einen Leser gleichzeitig hat und sich seine Verbreitung verzögert, da, selbst wenn die Menschheit unendlich fortbestehen sollte, die Menge aller sequentiellen Lektüren und die Menge aller parallelen Lektüren abzählbar unendlich und damit gleich mächtig sind.

Da sich meine Seele wie eine aus ihrer Verankerung gerissene Exzenterscheibe in meinem Inneren bewegt und dort ungeheure Verwüstungen anrichtet, brauche ich zum Ausgleich in meiner Außenwelt ein Höchstmaß an Symmetrie. Ich habe mich in den vom Kubismus inspirierten Plattenbauten des Sozialismus wohler gefühlt als in der verlogenen Schnörkelwelt des restaurierten Gründerzeitstucks. Die Symmetrie meiner Lebenszeit kann ich durch Ritualisierung fördern, die Symmetrie meines Lebensraums herzustellen, steht dagegen nicht in meiner Macht. Es fängt ja schon damit an, daß die Erde sich in einer Ellipse um die Sonne dreht und nicht in einer Kreisbahn. Wer unter solchen Bedingungen schreiben muß, dessen Texte werden immer unvollkommen bleiben, auch wenn diese Unvollkommenheit nicht ihm geschuldet ist, sondern den Gesetzen der Astrophysik. In diesem Universum kann man einfach nicht arbeiten.

MEINE VIELSCHICHTIGKEIT

Ich bin der, neben den sich die Frauen nachts auf dem leeren Bahnsteig setzen, weil sie von ihm nichts befürchten.

Ich bin der, der die Vokabeln gelernt hat, auch die nicht zum Lehrstoff gehörenden mit dem Sternchen.

Ich bin der, dem alle Reißverschlüsse reißen.

Ich bin der, der dem Paketboten auf der Treppe entgegenkommt.

Ich bin der, der sagt «stimmt so».

Ich bin der, der auch noch auf dem Foto ist, und von dem dir der Name nicht mehr einfällt.

Ich bin der, der deinen Blick bemerkt hat, als der große, stattliche Mann hereinkam und sich den Schnee seiner letzten Reise von den breiten Schultern klopfte.

Ich bin der, dem du die Sicht verdeckst, wenn du im Kino deinen Freund küßt.

Ich bin der, der seinen Müll in der Hand behält, bis er einen Papierkorb findet.

Ich bin der, bei dem du dich nach 20 Jahren fragst, warum er dir nie aufgefallen ist.

Ich bin der, der bei «Cinema paradiso» weinen muß.

Ich bin der, der sich beim Kondomaufziehen immer so unter Druck fühlt, wie ein unter Beschuß stehender Aufständischer, dem nur Sekundenbruchteile bleiben, um schneller als sein Gegner das Magazin seiner Maschinenpistole zu wechseln.

Ich bin der, von dem man denkt, es geht ihm gut.

Ich bin die Nummer 3 im deutschen Tor.

Ich bin der, der an Aussichtspunkten immer pinkeln muß.

Ich bin der, den man fragt, ob er mal rückt.

Ich bin der, der jedesmal nachdenkt, ob es in dem Fall «tod» oder «tot» heißen muß.

Ich bin der, der sich fragt, ob man im Café ein zweites Mal «Tschüß» zur Kellnerin sagen soll, wenn man nach dem Bezahlen noch einmal aufs Klo gegangen ist.

Ich bin der, der gerne Sprayer wäre, sich aber für kein Pseudonym entscheiden könnte.

Ich bin der, der sich fragt, warum nicht alle sind wie er.

Ich bin der, der nie einen Drachen hatte, der geflogen ist.

Ich bin der, der das Radio leiser drehen würde, wenn er beim Radio anrufen würde.

Ich bin der, der lostanzt und dann stellt sich heraus, daß es gar nicht das Lied ist.

Ich bin der, der die Stelle kennt, wo in der Samariterstraße früher eine grüne Wasserpumpe gestanden hat.

Ich bin der, der erst eine Tochter hat und dann Sex.

Ich bin der, der sich, wenn er dich kennenlernen und mit zu sich nehmen würde, nicht die Mühe machen würde, sein Auto einzuparken, sondern es, ohne sich noch einmal danach umzudrehen, in den Abgrund rollen ließe, um mit dir fortzugehen.

Ich bin der, dem es sofort die Lust am Leben nimmt, wenn er merkt, daß er sein T-Shirt am Morgen aus Versehen falschrum angezogen hat.

Ich bin der, der bei Prüfungen so aufgeregt ist, daß er nicht mal seinen Vaterschaftstest bestehen würde.

Ich bin der, der daran, daß sein Duschkopf nicht am Halter hängt, merkt, daß eine Frau in der Wohnung war.

Ich bin der, der Melonen erfinden möchte, die man erst zu Hause mit Wasser füllt.

Ich bin der, der so nostalgisch ist, daß er sogar seine Obstfliegen vermißt, wenn sie nicht mehr da sind.

Ich bin der, der sich fragt, ob Kinder so klein sind, damit die Sachen nicht kaputt gehen, die sie immer fallenlassen.

Ich bin der, dessen Freundinnen immer eine verstopfte Nase haben.

Ich bin der, der im Vorbeigehen an einem Blatt zupft, und dann fällt der Baum um.

Ich bin der, dem es völlig gereicht hätte, wenn die Kamera in diesem Film statt dessen einfach nur zwei Stunden Penélope Cruz gezeigt hätte.

Ich bin der, der überlegt, ob er noch ein Kind machen soll, weil noch eine halbe Packung Windeln übrig ist.

Ich bin der, der Dinge sammelt, die die Form von dem haben, was sie enthalten.

Ich bin der, der es genauso seltsam findet, vor dem Sex das Handy auszuschalten, wie es nicht zu tun.

Ich bin der, der sich fragt, ob er auf den einen Cent Rückgeld warten soll, wenn das Brot 2,99 gekostet hat, oder ob es arrogant wirken würde, darauf zu verzichten.

Ich bin der, dessen Kuß auf deinen Lippen landete, wie die Rettungskapsel eines Raumschiffs in Kasachstan.

Ich bin der, von dem du dich immer fragst, warum es ihn nicht gibt.

JOCHEN, ALLEIN ZU HAUS

Wenn ich mich einsam fühle, mache ich einfach das Radio an. Den Klassiksender, dann denke ich, meine Eltern sind da. Dazu ein zweites Radio mit Deutschlandsender Kultur, das hat meine erste Freundin immer gehört. Sie war so halb intellektuell. Auf einem dritten Radio lasse ich Multikulti laufen, dann denke ich, ich habe Besuch von Freunden aus Osteuropa. Alle halbe Stunde kommen neue Leute, Mazedonier, Polen, Rumänen, Russen. Dazu lege ich eine meiner alten Kinderplatten auf «Die Heiden von Kummerow». Die habe ich immer hören dürfen, wenn ich krank war.

Jetzt geht es in meiner Wohnung zu wie in einem Taubenschlag, alle reden durcheinander. Meine Eltern hören Wagner, natürlich ohrenbetäubend laut. Ich verstehe kaum etwas von den «Heiden von Kummerow». Meine Freundin hört ein Feature über chinesische Rhythmusinstrumente, von dem sie mir anschließend begeistert erzählen wird. Meine osteuropäischen Freunde reden wild durcheinander, ich hoffe, es gibt keinen Streit. Man versteht sein eigenes Wort nicht mehr. Ich muß mich auf dem Klo einschließen, um mal allein zu sein.

Es wird Zeit, daß ich mir eine größere Wohnung suche, mit einem eigenen Zimmer für jedes Radio.

Es klingelt, ich gehe aber nicht hin, ich habe jetzt keine Nerven für ungeladene Gäste. Ich habe eigentlich Panik vor Gästen. Sie halten sich nicht an die Besuchszeiten, sie verlangen sauberes Geschirr, sie warten nicht, bis man ihnen das Wort erteilt.

In der «Apotheken Umschau» stand, man soll zu seiner Panik nicht sagen: «Hau ab!», sondern: «Setz dich zu mir, red mit mir.»

Ich setze mich also an den Tisch, mir gegenüber nimmt meine Panik Platz. Links von mir sitzt mein Selbstmitleid und rechts mein schlechtes Gewissen. Mein Selbstmitleid quengelt, es möchte lieber rechts von mir sitzen, aber mein schlechtes Gewissen hat sich vorgedrängelt und ist deswegen ganz geknickt. Die Panik trommelt nervös mit den Fingern, sie will nicht mit dem Rücken zum Fenster sitzen. Außerdem sind ihr hier zu viele Menschen. Ich kann aber die Radios nicht abstellen, das wäre den Sendungen gegenüber unhöflich.

Jetzt klingelt auch noch der Wecker. Ach so, ich habe ja heute Geburtstag. Und weil niemand daran denken würde, mich zu überraschen, hatte ich den Wecker gestellt, damit er mich überrascht. Die Überraschung ist gelungen!

Ob das vorhin ein Geburtstagsgast war, der geklingelt hat? Vielleicht ja sogar mehrere. Besonders hartnäckig sind sie ja nicht gewesen ... Ich gehe raus, um nachzusehen, ob sie noch da sind. Tatsächlich, die Straße ist voller Menschen. Jeder von ihnen könnte mein Geburtstagsgast sein. Ich erkenne zwar niemanden, aber ich kann mir Gesichter ja nie merken. Außerdem wollen sie mich sicher überraschen und tun so, als ob nichts wäre. Um ihnen den Spaß nicht zu verderben, tue ich so, als ob ich nicht bemerken würde, daß sie so tun, als ob nichts wäre.

Plötzlich ist die Straße leer. Kein Mensch mehr zu sehen. Die Stille ist fast schon ein bißchen gespenstisch. Da hält mir jemand von hinten die Augen zu. Wer könnte das sein?

«Hannibal Lecter?»

«Falsch!»

Ich drehe mich um und traue meinen Augen nicht: alle Menschen, die es gibt, stehen hinter mir und singen «Hoch soll er leben!» Ich erkenne den regierenden Bürgermeister, den Postboten, den Sparkassenmann, das Mädchen für alles, die Kassiererin von Extra, Udo Lindenberg, das RIAS-Tanzorchester, sie alle haben den Weg gefunden, um mir zu gratulieren. Sogar meine Panik versteckt sich ganz hinten. Und mein schlechtes Gewissen darf natürlich nicht fehlen. Man würde es von ihm nicht denken, aber in Wirklichkeit ist es einer der treuesten Geburtstagsgratulanten.

Da tritt mein Selbstmitleid vor und überreicht mir ein Päckchen.

«Nur eine Kleinigkeit», sagt es. «Wir haben alle zusammengelegt.»

«Danke», erwidere ich gerührt.

Ich wickle das Päckchen aus und betrachte mein Geschenk.

«Damit du nicht immer so allein bist», sagt mein Selbstmitleid und lächelt.

Es ist ein Radio.